食相依健康密码系列002

不再痛风的日子——痛风患者必读

总主编　何清湖
主　编　邝　涛
副主编　曹　淼　宾东华　詹　敏
编　委　田长庚　邝　涛　刘亚雄
　　　　杨　柳　吴彬才　邱发敏
　　　　宾东华　曹　淼　詹　敏

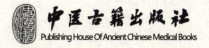

图书在版编目（CIP）数据

不再痛风的日子：痛风患者必读 / 邝涛主编. — 北京：中医古籍出版社, 2016.9
（食相依健康密码系列；2）
ISBN 978-7-5152-1339-2

Ⅰ.①不… Ⅱ.①邝… Ⅲ.①痛风—防治 Ⅳ.①R589.7

中国版本图书馆CIP数据核字(2016)第230038号

不再痛风的日子——痛风患者必读

主编　邝　涛

责任编辑	魏　民
封面设计	杨西霞
出版发行	中医古籍出版社
社　　址	北京东直门内南小街16号（100700）
经　　销	全国各地新华书店
印　　刷	北京市昌平新兴胶印厂
开　　本	710mm×1000mm　1/16
印　　张	9.75
字　　数	150千
版　　次	2017年3月第1版　2017年3月第1次印刷
书　　号	ISBN 978-7-5152-1339-2
定　　价	30.00元

前　言

"本是帝王将相病，如今进入百姓家。"没错，这就是"痛风"！同时能像痛风一样，给人们留下极大误解和偏见的疾病也许很罕见。通过医学临床工作者的竭力宣传，大多数老百姓可能都知道了一些关于痛风的常识问题，比如：不能吃炖的动物内脏、啤酒和海鲜等。但仍有很大一部分老百姓停留在："哦，痛风？就是那富贵病吧？""哦，痛风喝点汤没问题的！"等等这样的错误的认知中，简直不胜枚举。

对于安逸的现代人而言，隔三差五邀上几个好友，找个馆子划拳行令喝口小酒，未尝不是一件美妙的事。却不知正是这些开心的事，很容易使人无意间患上了痛风。同时，贪吃、肥胖、酗酒、紧张的生活等也成为了痛风的危险因素。现代流行病学专家研究表明：痛风不单是中老年人的常见病，现正逐步向30岁左右年龄段推移，痛风现在急剧呈现出年轻化的态势，甚至正处于青春发育期的青少年也可能会患上痛风。

令人欣慰的是：痛风、高尿酸血症的发病原理基本被弄清了，同时针对疾病发病机制的药物也应运而生，故在发病早期，经过正规的治疗，有效地抑制尿酸值并非是一件不可能的事。因此，绝大部分痛风并不产生危及生命的重症。想必"痛得下不得地"的那种剧痛，任何人都是不想尝试的。一旦患上了痛风，大多数情况下需要终生监控、注意饮食，或者长时间地按时吃药。如若不慎，使之任由发展，亦会产生严重后果，其并发症包括：肾脏病、糖尿病、动脉硬化、心脏病、脑中风等疾病，这些疾病中的每一个都足以威胁人体生命，必须引起足够的重视。因此，对于患者来说，治疗痛风的目的是：第一，改善症状，缓解疼痛，控制尿酸水平；第二，杜绝并发症的发生。

因此，目前最重要的是正确掌握痛风的知识，养成健康的生活习惯。本书从痛风的基础知识，逐步过渡到专业知识，最后回归到饮食疗养，使人们循序渐进地对痛风进行全面了解，对于控制痛风与高尿酸血症的各种方法进行了详细介绍。

本书将是痛风病患者的良师益友，也可以供给普通医护人员参考阅读。由于水平有限，书中不足之处，敬请各位专家、同道们及读者朋友们指正。

编　者

2016年10月

目 录

一、关于尿酸 ······ 1

尿酸是什么? ······ 1
尿酸的形成? ······ 1
人体正常情况下血尿酸值是多高? ······ 2
导致体内尿酸过高的原因有哪些? ······ 2
人体内的尿酸如何排泄? ······ 2
高尿酸血症与痛风有何区别? ······ 3
检查尿酸有什么特殊的要求吗? 要注意哪些情况? ······ 3
血尿酸能反应哪些情况? ······ 4
痛风发作时尿酸一定增高吗? ······ 4
存在高尿酸血症就一定会发生痛风吗? ······ 5
尿酸越高,痛风越严重吗? ······ 5

二、痛风的基本常识 ······ 6

痛风是什么样的病? ······ 6
痛风与什么因素有关? ······ 6
痛风的发作诱因有哪些? ······ 7
特殊的痛风诱发因素有哪些? ······ 8
痛风病情的发展过程分哪几期? ······ 9
什么是痛风石? ······ 10

痛风石与血尿酸水平关系如何？ ………………………………… 10
痛风石有哪些危害？ …………………………………………… 10
痛风尿路结石的表现有哪些？ …………………………………… 11
痛风性关节炎好发于哪些关节？ ………………………………… 12
痛风的主要症状有哪些？ ………………………………………… 12
痛风性关节炎有哪些临床表现？ ………………………………… 14
痛风性关节炎的病因是什么？ …………………………………… 15
痛风患者需做哪些检查？ ………………………………………… 15
如何发现早期痛风？ ……………………………………………… 17
痛风患者的诊断要点有哪些？ …………………………………… 17
为什么临床上痛风易误诊？ ……………………………………… 18
痛风与类风湿关节炎有何不同？ ………………………………… 19
痛风与关节炎有何不同？ ………………………………………… 20
痛风可以并发哪些疾病？ ………………………………………… 21
痛风有哪四大危险并发症？ ……………………………………… 23
什么是"假性痛风"？怎么与痛风鉴别？ ……………………… 24

三、饮食与痛风的关系 ……………………………………… 25

饮食与高尿酸血症、痛风关系如何呢？ ………………………… 25
嘌呤与饮食的关系如何呢？ ……………………………………… 25
什么食物称之为低嘌呤食物？哪些是低嘌呤食物？ …………… 26
什么食物称之为中嘌呤食物？哪些是中嘌呤食物？ …………… 26
什么食物称之为高嘌呤食物？哪些是高嘌呤食物？ …………… 27
低嘌呤食物的食用原则是什么？ ………………………………… 27
饮酒与痛风有何关系？ …………………………………………… 28
饮酒可导致痛风复发吗？ ………………………………………… 29
痛风都是吃出来的吗？ …………………………………………… 30

四、痛风或高尿酸血症的治疗药物 ……………………… 31

痛风治疗原则有哪些？ …………………………………………… 31

治疗痛风及高尿酸血症的药物有哪些? ………………………… 34
经典的抗痛风药——别嘌醇片 ………………………………… 34
适用于疼痛剧烈的痛风患者药物——非布司他片 …………… 36
非布司他片能长期吃吗? ………………………………………… 38
常用的抗痛风药物——丙磺舒 ………………………………… 38
慢性痛风与痛风性关节炎的治疗药物——苯磺唑酮 ………… 40
只适用于痛风缓解期的治疗痛风的药物——苯溴马隆 ……… 41
抗痛风药物的"魔王"——秋水仙碱 …………………………… 42
非甾体类抗炎药——替代"秋水仙碱"止痛的重要选择 ……… 43
痛风急性发作的终极王牌——糖皮质激素 …………………… 45
糖皮质激素有哪些副作用? ……………………………………… 45
痛风能用中药治疗吗? …………………………………………… 47
痛风主要有哪些证型? …………………………………………… 50
哪些中药可以降尿酸? …………………………………………… 50
什么是食疗?痛风能够运用食疗吗? …………………………… 51
泌尿系统痛风结石的治疗方案是怎样的? ……………………… 53
为什么痛风患者使用阿司匹林宜谨慎? ………………………… 53
痛风患者可以使用音乐治疗法吗? ……………………………… 54

五、饮食调控可预防痛风 …………………………………… 56

痛风的三级预防 …………………………………………………… 56
预防痛风有哪些饮食须知? ……………………………………… 56
饮食预防痛风有哪"三多三少"? ………………………………… 57
饮食预防痛风发作的"三低三忌"是什么? ……………………… 57
什么是痛风饮食"一限三低"原则? ……………………………… 58
什么是痛风饮食的"两多一不准"? ……………………………… 59
合理饮食预防痛风有哪"六不要"? ……………………………… 59
合理饮食预防痛风有哪"六要"? ………………………………… 60
预防痛风的最佳食品有哪些? …………………………………… 61
痛风常见的食疗食物有哪些? …………………………………… 63
痛风的十大诱因及其预防 ………………………………………… 65

预防痛风的食疗方 ································· 68
防治痛风外用方 ··································· 68
何种饮食能预防痛风复发? ······················· 70
痛风患者要有哪"八防"? ························ 71
痛风及高尿酸血症患者只要严格控制饮食就可以避免痛风发作吗? ··· 73
高尿酸血症的饮食有哪些注意事项? ············· 73
痛风患者有哪些生活误区? ······················· 75

六、生命在于运动 ································· 78

运动有益于痛风的康复吗? ······················· 78
痛风患者运动时的注意事项有哪些? ············· 79
有哪些适合痛风患者进行的体育运动项目? ······ 81

七、痛风患者心中的能不能 ······················ 84

痛风患者能不能吃蔬菜? ·························· 84
痛风患者能不能吃水果? ·························· 84
痛风患者能不能吃鸡蛋? ·························· 84
痛风患者能不能喝牛奶? ·························· 85
哪种奶制品更适合痛风患者? ···················· 85
痛风患者能不能吃奶酪? ·························· 86
痛风患者能不能吃冰激凌? ······················· 86
动物油和植物油哪种对痛风病人有益? ·········· 86
痛风患者能不能喝各类饮料?能喝咖啡吗? ····· 87
痛风患者能不能喝茶? ···························· 87
痛风患者能不能食用人参? ······················· 88
痛风患者能不能涮火锅? ·························· 88
痛风患者能不能喝炖汤? ·························· 89
痛风患者能不能吃鱼?最好怎么吃? ············· 89
痛风患者能不能吃鱼籽与鱼皮? ·················· 90
痛风患者能不能吃肉?最好怎么吃? ············· 90

这么多肉类，吃什么更好? ………………………………………… 91
痛风患者能不能吃动物内脏? ……………………………………… 91
痛风患者能不能吃肉馅? …………………………………………… 91
痛风患者能不能吃海鲜? …………………………………………… 91
痛风患者能不能吃海菜? …………………………………………… 92
哪些海菜适合于痛风患者食用? …………………………………… 92
痛风患者能不能吃螃蟹与龙虾? …………………………………… 93
痛风患者能吃豆类食品吗? ………………………………………… 93
痛风患者能不能吃坚果? …………………………………………… 94
痛风患者能不能喝果汁? …………………………………………… 94
痛风患者能不能吃樱桃? …………………………………………… 94
什么是"黑色食品"? 痛风患者能不能吃"黑色食品"? ………… 95

八、关注并发症，减低危害！ …………………………………… 97

什么是"痛风肾"? ………………………………………………… 97
治痛风性肾病吃什么好? …………………………………………… 98
什么是尿酸性尿路结石? …………………………………………… 99
什么是痛风性关节炎? ……………………………………………… 100
糖尿病与痛风会同时发生吗? ……………………………………… 101
高血压与痛风会同时发生吗? ……………………………………… 103

附1：原发性痛风诊断和治疗指南 ………………………………… 104

1. 概述 ………………………………………………………………… 104
2. 临床表现 …………………………………………………………… 104
3. 诊断要点 …………………………………………………………… 107
4. 治疗方案及原则 …………………………………………………… 110
5. 预后 ………………………………………………………………… 115

附2：高尿酸血症和痛风治疗的中国专家共识 …… 116

  一、高尿酸血症的流行病学及其危害 …… 117
  二、高尿酸血症的诊断标准和分型 …… 119
  三、高尿酸血症的筛查和预防 …… 120
  四、高尿酸血症患者血尿酸的控制目标及干预治疗切点 …… 120
  五、高尿酸血症的治疗 …… 121

附3：无症状高尿酸血症合并心血管疾病诊治建议专家共识 …… 130

  一、高尿酸血症的流行病学 …… 131
  二、尿酸的代谢 …… 131
  三、高尿酸血症的危险因素 …… 131
  四、高尿酸血症的诊断标准 …… 132
  五、高尿酸血症与心血管疾病因果关系的流行病学 …… 132
  六、无症状高尿酸血症药物治疗相关临床研究 …… 136
  七、无症状高尿酸血症的治疗建议 …… 137

一、关于尿酸

尿酸是什么？

尿酸是鸟类和爬行类动物的主要代谢产物，当然也包括人类。它微溶于水，易形成晶体。正常人体尿液中的产物主要为尿素，含少量尿酸。

尿酸的形成？

尿酸是嘌呤代谢的终产物。我们日常生活中摄入的食物绝大部分是由细胞构成，而细胞中含有大量的RNA（核酸）。核酸是一种高分子化合物，由无数的核苷酸组成。每一个核苷酸都由三部分组成：一个磷酸分子、一个戊糖（五碳糖）和一个碱基（嘌呤或嘧啶）。生物细胞核中的遗传物质DNA（脱氧核糖核酸）和细胞质中RNA（核糖核酸）由几十万、几百万甚至几千万个核苷酸组成。而核酸氧化分解后的产物之一就是嘌呤，所以说嘌呤是细胞的组成成分。体内的老旧细胞和食物，尤其是富含嘌呤的食物（如动物内脏、海鲜等）在人体新陈代谢过程中，其核酸氧化分解产物就有嘌呤（这种内源性的嘌呤占总嘌呤的80%）。体内产生嘌呤后，会在肝脏中再次氧化为（2，6，8-三氧嘌呤）又称为尿酸。2/3的尿酸经肾脏随尿液排出体外，1/3通过粪便和汗液排出。可见，嘌呤是核酸氧化分解的代谢产物，而尿酸是嘌呤代谢的最终产物，其中的嘌呤环没有解开。

人体正常情况下血尿酸值是多高？

人体在正常情况下的血尿酸值因性别而不同。男：149～416μmol/L，女：89～357μmol/L。在正常嘌呤饮食状态下，非同日两次空腹血尿酸水平男性高于420μmol/L，女性高于360μmol/L，即称为高尿酸血症。当血尿酸超过420μmol/L时，高尿酸血症已十分明确。大多数痛风病人的血尿酸值均超过420μmol/L。病理生理学上，血尿酸的溶解度在420 umol/L以上，已达到了超饱和状态，此时血尿酸极易在组织内沉积而造成痛风。

导致体内尿酸过高的原因有哪些？

（1）嘌呤摄入过多：尿酸高含量与食物内嘌呤含量成正比。摄入的食物内RNA的50%、DNA的25%都要在尿中以尿酸的形式排泄，严格限制嘌呤摄入量可使血清尿酸含量降至60μmol/L（1.0mg/dL），使尿内尿酸的分泌降至1.2mmol/d（200mg/d）。

（2）内源性嘌呤产生过多：内源性嘌呤代谢紊乱较外源性因素更为重要。嘌呤由非环状到环状的合成过程要经过11步反应，其中酶的异常多会导致嘌呤合成过多。已经发现的有：磷酸核糖焦磷酸（PRPP）合成酶活性增加；次黄嘌呤-鸟嘌呤磷酸核糖转换酶（HGPRT）缺乏；葡萄糖6-磷酸酶（glucose-6-phosphatase）缺乏。

（3）嘌呤代谢增加：如慢性溶血性贫血、横纹肌溶解、红细胞增多症、骨髓增生性疾病及化疗或放疗时会产生尿酸高。过度运动、癫痫状态、糖原贮积病（glycogen storage disease）都可加速肌肉ATP的降解。心肌梗塞、吸烟、急性呼吸衰竭也与ATP加速降解有关。

人体内的尿酸如何排泄？

正常成人每日约产生尿酸750mg，其中80%为内源性，20%为外源性，这些尿酸进入尿酸代谢池（约为1200mg），每日代谢池中有约60%

一、关于尿酸

的尿酸进行代谢，其中1/3约200mg经肠道分解代谢，2/3约400mg经肾脏排泄，从而可维持体内尿酸水平的稳定，其中任何环节出现问题均可导致高尿酸血症。血中尿酸全部从肾小球滤过，其中98%在近曲小管中段又被分泌到肾小球腔内，然后50%重吸收的尿酸在近曲小管中段又被分泌到肾小管腔内，在近曲小管直段又有40%～44%被重吸收，只有6%～10%尿酸排出。正常人体内尿酸的生成与排泄速度较恒定。体液中尿酸含量的变化，可以充分反映出人体内代谢、免疫等机能的状况。

高尿酸血症与痛风有何区别？

高尿酸血症与痛风是嘌呤代谢障碍引起的代谢性疾病，但痛风发病有明显的异质性，除高尿酸血症外可表现为急性关节炎、痛风石、慢性关节炎、关节畸形、慢性间质性肾炎和尿酸性尿路结石。高尿酸血症患者只有出现上述临床表现时，才称之为痛风。临床上分为原发性和继发性两大类，前者多由先天性嘌呤代谢异常所致，常与肥胖、糖脂代谢紊乱、高血压、动脉硬化和冠心病等聚集发生，后者则由某些系统性疾病或者药物引起。

临床上仅有部分高尿酸血症患者发展为痛风，确切原因不清。当血尿酸浓度过高或在酸性环境下，尿酸可析出结晶，沉积在骨关节、肾脏和皮下等组织，造成组织病理学改变，导致痛风性关节炎、痛风肾和痛风石等。

原发性高尿酸血症与痛风需建立在排除其他疾病基础之上；而继发者则主要由于肾脏疾病致尿酸排泄减少，骨髓增生性疾病致尿酸生成增多，某些药物抑制尿酸的排泄等多种原因所致。

检查尿酸有什么特殊的要求吗？要注意哪些情况？

一般情况下，尿酸的检查比较方便，并无特殊要求，只要进行抽血检查就可以，而且不管是否吃饭随时都可以去检查。

但因为尿酸与许多生活习惯相关,故为了诊断准确,建议测定血尿酸时,必须注意下列事项:

(1)抽血前应避免剧烈活动,如奔跑、快速登楼、负重或挑担等,因为剧烈运动可使血尿酸水平升高。

(2)一些影响尿酸排泄的药物在抽血前几天应停用,例如水杨酸类药物阿司匹林、降血压药、利尿剂、泰尔登等;而且至少应停药3天。

(3)应在清晨空腹状态下抽血送检。吃饱后,尤其是在进食荤菜或高嘌呤食物后抽血,可使血尿酸值偏高。严格地说,病人在抽血前一天即应避免吃高嘌呤饮食,并禁止饮酒。

(4)由于血尿酸浓度有时呈波动性,故一次血尿酸测定正常不能否定高血尿酸症,应多查几次方可靠。

痛风高发人群要主动去医院做有关痛风的检查,及早发现病情,不要等到已出现典型的临床症状(如皮下痛风结石)后才去求医。如果首次检查血尿酸正常,也不能轻易排除痛风及高尿酸血症的可能性。以后应定期复查,至少应每年做一次健康检查。

血尿酸能反应哪些情况?

很多读者认为检查血尿酸的目的就是诊断"痛风",其实这是不对的。血尿酸是肾功能检查中的一项,是通过抽血进行的。血尿酸增加说明有可能患有痛风、急慢性白血病、多发性骨髓瘤、恶性贫血、肾衰、肝衰、红细胞增多症、妊娠反应、剧烈活动及高脂肪餐后等病症。

痛风发作时尿酸一定增高吗?

临床上并非所有的痛风发作都会伴有高尿酸。研究表明,约有30%~40%的病人在痛风的急性发作期血尿酸值是在正常范围之内的。因此不能单纯因为尿酸不高就排除痛风的发作。如果怀疑是痛风发作而血尿酸并不高时,必须去找专科医师做出诊断。如果的确是痛风发作,即使尿酸在正常范围，也要按痛风治疗。

存在高尿酸血症就一定会发生痛风吗？

血尿酸升高是痛风发生的基础和最直接的危险因素。血尿酸浓度越高，发生痛风的可能性越大。虽然在高尿酸血症的患者中，10%~20%将发展为痛风，但大多数高尿酸血症并不会发展为痛风。因此高尿酸血症不等同于痛风。

尿酸越高，痛风越严重吗？

这需要具体情况具体分析。得了痛风以后，血尿酸是大家非常关心的一项检查指标。从理论上说，血尿酸水平越高，越容易引起痛风性关节炎发作；关节的炎症反应越严重，全身症状（如发热、肌肉酸痛）也更明显。但在临床上，情况并不完全如此。有的患者关节炎发作非常严重，但血尿酸可以接近或完全正常；有的患者血尿酸水平明显升高，但并没有痛风性关节炎发作；也有的患者血尿酸在痛风发作期不高，反而在间歇期升高。由此可见，并不是尿酸越高，痛风越严重。

二、痛风的基本常识

痛风是什么样的病?

痛风是由单钠尿酸盐（MSU）沉积所致的晶体相关性关节病，与嘌呤代谢紊乱或尿酸排泄减少所致的高尿酸血症直接相关，特指急性特征性关节炎和慢性痛风石疾病，主要包括急性发作性关节炎、痛风石形成、痛风石性慢性关节炎、尿酸盐肾病和尿酸性尿路结石，重者可出现关节残疾和肾功能不全。痛风常伴腹型肥胖、高脂血症、高血压、2型糖尿病及心血管病等表现。

痛风与什么因素有关?

痛风并不仅仅是一种单一的疾病，它的发生与很多其他疾病或饮食密切相关。为了更好地防治痛风，我们有必要对它加深认识：

（1）与肥胖有关：饮食条件优越者易患此病。据调查，痛风患者的平均体重超过标准体重17.8%，并且人体表面积越大，血清尿酸水平越高。肥胖者减轻体重后，血尿酸水平可以下降。这说明长期摄入过多和体重超重与血尿酸水平的持续升高有关。

（2）与高脂血症有关：大约75%～84%的痛风患者有高甘油三酯血症，个别有高胆固醇血症。所以，痛风患者要想减轻病情，应减轻体重，达到生理体重标准，适当控制饮食，降低高脂血症。

（3）与糖尿病有关：糖尿病患者中有0.1%～0.9%伴有痛风，伴高尿酸血症者却占2%～50%，有人认为肥胖、糖尿病、痛风是现代社会的三大"杀手"。

（4）与高血压有关：痛风在高血压患者中的发病率为12%～20%，大约25%～50%的痛风患者伴有高血压。未经治疗的高血压患者中，血尿酸增高者约占58%。

（5）与动脉硬化有关：肥胖、高脂血症、高血压和糖尿病本身就与动脉硬化的发生有密切关系。据某院资料统计，100例因动脉硬化而发生急性脑血管病的患者中有42%存在高尿酸血症。

（6）与酗酒有关：长期大量饮酒对痛风患者不利有三：

①可导致血尿酸增高和血乳酸增高，从而诱发痛风性关节炎急性发作。

②可刺激嘌呤增加。

③饮食时常进食较多高蛋白、高脂肪、高嘌呤食物，经消化吸收后血中嘌呤成分也增加，经过体内代谢，导致血尿酸水平增高，可诱发痛风性关节炎急性发作。

痛风的发作诱因有哪些？

约50%患者没有发作诱因，另外50%则因某些因素引起发作。痛风的发病诱因主要是暴饮暴食，尤其是大量食用富含嘌呤的食物，即高嘌呤饮食后引起痛风关节炎的急性发作。诱发痛风的食物种类有明显的地区差异，这主要与各地的饮食习惯不同有关。如镇江地区常见大量进食动物内脏、蟹、虾、狮子头、过度饮酒尤其是饮啤酒后引起痛风发作。还有人常在会餐之后当夜发病。而我国台湾地区的统计资料显示，啤酒为最常见的诱因，约占60%，其次为海产约占18%，内脏食物约占14%，而豆类则少见。所谓高嘌呤饮食主要与食物中嘌呤的含量和进食的总量有关，如豆制品中嘌呤含量不是最高，但进食过多也会诱发痛风。我们遇到一例因进食250克以上的豆制品而诱发痛风的患者。所以不管食物中嘌呤含量多少，适度进食才能减少痛风的发作。当然嘌呤含量高的食物更应加以严格控制。

痛风发作的其他诱因包括酗酒、创伤、外科手术、过度疲劳、精神紧张、受寒、服用某些药物（包括长期应用利尿药、吡嗪酰胺、水杨酸类药物以及降尿酸药物使用之初等）、食物过敏、饥饿、关节局部损伤、感染、受湿冷、穿鞋紧、走路多等。

特殊的痛风诱发因素有哪些？

一些饮食因素可能会诱发痛风，还有多种药物及医学因素也会诱发痛风。以下是痛风疼痛的9大特殊诱因：

（1）鞋子不适。一项最新研究发现，鞋子不合脚会加重痛风疼痛，增加脚部损伤甚至有致残危险。女性应选择低跟鞋或减少穿高跟鞋的时间，以减轻脚趾压力。

（2）绝经。雌激素有助于肾脏排泄尿酸。当更年期和绝经女性雌激素水平下降时，体内尿酸就会增多，痛风发作危险随之升高。建议绝经女性常摄入咖啡、各种浆果和维生素C。

（3）脱水。脱水会增加血液尿酸浓度，从而诱发痛风。建议痛风及痛风高危险人群每天应喝够8杯水。

（5）肥胖。研究发现，肥胖会刺激身体产生更多的尿酸，同时还会阻止尿酸排出体外。因此，不仅应注意饮食中避免红肉、酒水和含糖饮料，而且应积极锻炼，保持健康体重。

（5）禁食。疯狂节食减肥也会增加痛风发作危险。其原因是，禁食和饥饿时，体内酮体水平明显升高，酮与尿酸会争相排出体外，影响尿酸的正常代谢。

（6）利尿剂。利尿剂有助于冲刷体内的水和盐，达到降低血压的效果。但是同时也会阻止肾脏中尿酸的排出，从而增加痛风疼痛发作危险。赛格博士表示，可考虑更换不同降压药，或者服用利尿剂的同时服用抗痛风药物别嘌呤醇或非布索坦。

（7）受伤。关节受伤为尿酸沉积提供了良机，疼痛可能会持续数周挥之不去。骨关节炎造成的关节损伤也会增加痛风疼痛的危险。

（8）阿司匹林。阿司匹林会导致血液中尿酸水平升高，尿酸沉积于关节（特别是大脚趾和手指）并形成锋利晶体，导致痛风疼痛发作。当然，心脏病患者切忌害怕痛风疼痛而擅自停服阿司匹林。应注意痛风饮食诱因，必要时可服用镇痛药。

（9）家族病史。大约20%的痛风患者有痛风家族病史。男性40岁之后，女性绝经后，痛风危险会增加。

（10）七情太过。中医学认为"怒伤肝""喜伤心""悲伤肺""忧伤脾""恐伤肾"，都说明情感太过则易伤五脏，从而导致疾病的发生。尤其是痛风的发病已从单纯的生物医学模式发展到现在"生物—心理社会"医学模式。研究发现，痛风的发病不仅与饮食结构及遗传基因障碍等因素有关，还与社会环境及心理因素有很大的关系。过度的忧思、悲愤、恐惧等不良精神刺激，可以使体内某些激素升高，从而诱发或加重痛风及其并发症，甚至出现痛风性关节炎急性发作等。

痛风病情的发展过程分哪几期？

痛风是一种终生性疾病，它的病情发展全过程可以分为以下四期：

（1）高尿酸血症期：又称痛风前期，在这一期病人可无痛风的临床症状，仅表现为血尿酸升高。

（2）痛风早期：此期由高尿酸血症发展而来。突出的症状是急性痛风性关节炎的发作。在急性关节炎发作消失后关节可完全恢复正常，亦不遗留功能损害，但可以反复发作。此期一般皮下痛风石的形成，亦无明显的肾脏病变如尿酸性肾病及肾结石的形成，肾功能正常。

（3）痛风中期：此期痛风性关节炎由于反复急性发作造成的损伤，使关节出现不同程度的骨破坏与功能障碍，形成慢性痛风性关节炎。可出现皮下痛风石，也可有尿酸性肾病及肾结石的形成，肾功能可正常或轻度减退。

（4）痛风晚期：出现明显的关节畸形及功能障碍，皮下痛风石数量增多、体积增大，可以破溃出白色尿盐结晶。尿酸性肾病及肾结石有所发展，肾功能明显减退，可出现氮质血症及尿毒症。

什么是痛风石？

在痛风病人的发病过程中，会出现一种坚硬如石的结节，称为"痛风石"，又名痛风结节。它是尿酸钠结晶沉积于软组织，引起慢性炎症及纤维组织增生形成的结节肿。痛风石多见于脚趾、手指、腕、肘及膝关节等处，少数病人可出现在鼻软骨、舌、声带、眼睑、主动脉、心瓣膜和心肌等组织处。这是由于尿酸钠结晶沉积于软组织引起的。痛风石可以导致软组织增生形成结节。在关节附近的痛风石可以侵入骨头，形成骨骼畸形，或损坏骨骼。

痛风石与血尿酸水平关系如何？

一般认为，血尿酸在540μmol/L（微摩尔/升）以上时，约50%患有痛风石。多见于起病后的某个时期，平均为10年左右。总之，血尿酸浓度越高，病程越长，发生痛风石的概率越大。痛风石逐渐增大后，其外表皮肤可能变薄溃破，形成瘘管，排出白色粉笔屑样的尿酸盐结晶物，经久不愈。由于尿酸有抑制细菌的作用，继发感染少见。发生在手足肌腱附近的结石，常影响关节活动，有时需手术治疗。

痛风石有哪些危害？

对于首次发生的较小痛风石，如给予积极的治疗，维持血尿酸在正常水平一段时间后（一般1个月左右），可能完全消退。不经过治疗，痛风石不会自然消失。如果痛风石时间较长（大于2个月），多为不可逆性，消退的可能性很小，而且随着疾病的发展，痛风石将越来越多，越来越大，最后必须采用手术切除。

若痛风石向关节腔内发展，久而久之，关节及骨将被广泛破坏而发生畸形，明显影响关节功能。若痛风石不断增大，覆盖在痛风石上的皮肤就不断绷紧而变亮、变薄，一旦有外力摩擦，便容易发生溃烂。

此时无数细针状、石膏样的结晶物质，就会从破溃的洞里暴露出来。由于痛风石破溃后往往不易愈合，尤其是位于足部的痛风石，因血液供应差及长期磨损，愈合更慢，可能导致活动障碍，甚至长期卧床，严重时需要截肢治疗。

痛风石上述两种发展趋势，常常导致外界与关节腔、骨的直接相通，从而导致骨髓炎，严重时还可能引起败血症或脓毒血症而导致死亡。

痛风尿路结石的表现有哪些？

痛风性尿路结石的临床表现，和非痛风病人尿路结石之临床表现完全一样，主要包括血尿、疼痛、排尿异常及其他表现等几方面。

无论是肾结石、输尿管或膀胱结石均可因结石损伤尿路而引起血尿，这种血尿多表现为发作性、肉眼可见的血尿，有时则需做尿显微镜检查才发现为血尿。发作性疼痛为尿路结石的另一特征。疼痛常突然发作，呈绞痛性质。疼痛部位常在两肾区域、下腹部、膀胱区及会阴部，视结石的部位而定，可向大腿内外侧放射，严重时病人常不能忍受，伴大汗淋漓、面色苍白、心跳过速甚至虚脱。疼痛发作往往是由于结石移动引起，在移动过程中常损伤尿路黏膜而同时出现血尿。因此，发作性肾绞痛伴血尿被认为是结石的典型临床表现，是提示诊断的重要依据。

膀胱及尿道结石，可因结石阻塞尿道及对膀胱黏膜的刺激而出现尿潴留、排尿中断、尿频、排尿不畅等症状。如合并有尿路感染，则尿路刺激症状更为明显。尿检查可发现多量脓细胞，尿培养可有致病细菌生长。

当结石梗阻造成肾盂及输尿管积水时，如积水为轻度，可无临床症状，如积水量大，则病人有腰酸、肾区作胀等感觉。双侧大量肾盂积水可导致肾功能减退。双侧多发性肾结石也可影响肾功能，严重时则可引起氮质血症和尿毒症。但痛风病人单纯由于尿路结石引起肾功能衰竭和尿毒症者极少见，其中大多数归因于痛风性肾病。

痛风性关节炎好发于哪些关节？

　　脚趾及趾关节是痛风性关节炎最好发的部位，其中又以脚拇趾关节最为常见，其次为跗、踝、跟、手指关节，再次为掌指关节及腕、肘、膝关节等。较大的关节如髋、肩、骶髂关节发作机会较少，而下颌、胸锁、脊柱、胸肋等关节发生痛风性关节炎则更为少见。痛风性关节炎主要侵犯手、脚、踝、腕等人体末端的小关节，而躯干部位的关节较少发生痛风性关节炎。这是因为这些末端的小关节具有以下几个有利于血尿酸沉积的特点：

　　末端小关节皮下脂肪很少，血液循环差，皮肤温度较躯干部位低，血尿酸易于沉积。

　　末端小关节由于血循环较差，组织相对缺氧，局部pH值（即酸碱度）稍低，亦有利于尿酸沉积。躯干部的关节如髋、骶、脊柱、胸肋等关节，局部均有肌肉及较多的脂肪组织包围，温度比末端四肢的小关节高，血管也较丰富，血循环较末端关节好，局部pH值不低，因而尿酸不易沉积，发生痛风性关节炎及痛风石的机会就少。

痛风的主要症状有哪些？

　　痛风是一种系统性疾病，损害的血管、关节较多，故其临床症状亦比较多见，我们有必要对其主要症状加以认识：

　　（1）急性痛风性关节炎：多数患者发作前无明显征兆，或仅有疲乏、全身不适或关节刺痛等感觉。典型发作常于深夜因关节痛而惊醒，疼痛进行性加剧，在12小时左右达到高峰，呈撕裂样、刀割样或咬噬样，让人难以忍受。受累关节及周围组织红、肿、热、痛和功能受限。多于数天或2周内自行缓解。首次发作多侵犯单关节，部分以上发生在第一跖趾关节，在以后的病程中，部分患者累及该部位，其次为足背、足跟、踝、膝、腕和肘等关节，肩、髋、脊柱和颞颌等关节少受累，可同时累及多个关节，表现为多关节炎。部分患者可有发热、寒战、头痛、心悸和恶心等全身症状，可伴白细胞计数升高、红细胞沉降率增快和C反应蛋白增高等。

（2）间歇发作期：痛风发作持续数天至数周后可自行缓解，一般无明显后遗症状，或遗留局部皮肤色素沉着、脱屑及刺痒等，以后进入无症状的间歇期，历时数月、数年或十余年后复发，多数患者1年内复发，越发越频，受累关节越来越多，症状持续时间越来越长。受累关节一般从下肢向上肢、从远端小关节向大关节发展，出现指、腕和肘等关节受累，少数患者可影响到肩、髋、骶髂、胸锁或脊柱关节，也可累及关节周围滑囊、肌腱和腱鞘等部位，症状趋于不典型。少数患者无间歇期，初次发病后呈慢性关节炎表现。

（3）慢性痛风石病变期：皮下痛风石和慢性痛风石性关节炎是长期显著的高尿酸血症，大量单钠尿酸盐晶体沉积于皮下、关节滑膜、软骨、骨质及关节周围软组织的结果。皮下痛风石发生的典型部位是耳郭，也常见于反复发作的关节周围及鹰嘴、跟腱和髌骨滑囊等部位。外观为皮下隆起的大小不一的黄白色赘生物，皮肤表面很薄，破溃后排出白色粉状或糊状物，经久不愈。皮下痛风石常与慢性痛风石性关节炎并存。关节内大量沉积的痛风石可造成关节骨质破坏、关节周围组织纤维化和继发退行性改变等。临床表现为持续关节肿痛、压痛、畸形及功能障碍。慢性期症状相对缓和，但也可有急性发作。

（4）肾脏病变：①慢性尿酸盐肾病。尿酸盐晶体沉积于肾间质，导致慢性肾小管—间质性肾炎。临床表现为尿浓缩功能下降，出现夜尿增多、低比重尿、小分子蛋白尿、白细胞尿、轻度血尿及管型尿等。晚期可致肾小球滤过功能下降，出现肾功能不全。②尿酸性尿路结石。尿中尿酸浓度增高呈过饱和状态，在泌尿系统沉积并形成结石。在痛风患者中的发生率在20%以上，且可能出现于痛风关节炎发生之前。结石较小者呈沙砾状随尿排出，可无症状；较大者可阻塞尿路，引起肾绞痛、血尿、排尿困难、泌尿系感染、肾盂扩张和积水等。③急性尿酸性肾病。血及尿中尿酸水平急骤升高，大量尿酸结晶沉积于肾小管、集合管等处，造成急性尿路梗阻。临床表现为少尿、无尿，急性肾功能衰竭；尿中可见大量尿酸晶体。多由恶性肿瘤及其放化疗（即肿瘤溶解综合征）等继发原因引起。

痛风性关节炎有哪些临床表现？

痛风性关节炎是由于尿酸盐沉积在关节囊、滑囊、软骨、骨质和其他组织中而引起病损及炎性反应，其多有遗传因素，好发于40岁以上男性，多见于第一跖趾关节，也可发生于其他较大关节，尤其是踝部与足部关节。通常分为3期：

（1）急性关节炎期：多在夜间突然发病，受累关节剧痛，首发关节常累及第一跖趾关节，其次为踝、膝等。关节红、肿、热和压痛，全身无力、发热、头痛等。可持续3～11天。饮酒、暴食、过劳、着凉、手术刺激、精神紧张均可成为发作诱因。

（2）间歇期：为数月或数年，随病情反复发作，间期变短、病期延长、病变关节增多，渐转成慢性关节炎。

（3）慢性关节炎期：由急性发病转为慢性关节炎期平均11年左右，关节出现僵硬畸形、运动受限。30%左右病人可见痛风石和发生肾脏合并症，以及输尿管结石等。晚期有高血压、肾和脑动脉硬化、心肌梗塞。少数病人死于肾功能衰竭和心血管意外。

痛风性关节炎的病因是什么？

痛风性关节炎的病因与痛风的病因一样，也是尿酸在体内的堆积。尿酸是嘌呤代谢的最终产物。痛风是长期嘌呤代谢障碍、血尿酸增高引起的。如果患者无临床症状，血中尿酸浓度高于正常值，医学上称为"高尿酸血症"。血中尿酸浓度如果达到饱和溶解度的话，这些物质最终形成结晶体，积存于软组织中。最终导致身体出现炎症反应。痛风可以由饮食、天气变化如温度和气压突变、外伤等多方面引发。由于目前认识水平有限，故对于具有家族倾向、遗传模式导致的痛风性关节炎的病因尚不清楚。

痛风患者需做哪些检查？

由于痛风病的发生涉及许多脏器功能的问题及许多疾病的鉴别诊断，所以怀疑痛风的患者在尚未确诊之前必须完善系统检查，力求准确诊断，以避免耽搁治疗。

（1）血、尿常规和血沉、C反应蛋白（CRP）：①血常规和血沉检查急性发作期，外周血白细胞计数升高，通常为（10~20）×10^9/L，很少超过20×10^9/L。中性白细胞相应升高。肾功能下降者，可有轻、中度贫血。血沉增快，通常小于60mm/h。②尿常规检查病程早期一般无改变，累及肾脏者，可有蛋白尿、血尿、脓尿，偶见管型尿；并发肾结石者，可见明显血尿，亦可见酸性尿石排出。注意尿pH值。

（2）血尿酸测定（最好肝肾功能、血脂、血糖、心肌酶谱等生化项目一起查）：急性发作期绝大多数病人血清尿酸含量升高。一般认为采用尿酸酶法测定，男性>416μmol/L（7mg/dl），女性>357μmol/L（6mg/dl），具有诊断价值。若已用排尿酸药或肾上腺皮质激素，则血清尿酸含量可以不高。缓解期间可以正常。有2%~3%病人呈典型痛风发作而血清尿酸含量小于上述水平。有几种考虑：①中心体温和外周关节温度梯度差较大；②机体处于应激状态，分泌较多肾上腺皮质激素，促进血清尿酸排泄，而远端关节内尿酸钠含量仍相对较高；③已用排尿酸药或皮质激素治疗的影响；④可能尿酸本来就不高，只是剧烈波动；⑤假性痛风。高尿酸是代谢性疾病，所以要常规查血脂、血糖、血压。高尿酸还是心血管危险因素之一，要注意有无心血管受累，常查查心电图，血管B超可以看到血管病有没有粥样硬化。

（3）尿尿酸含量测定：在无嘌呤饮食及未服影响尿酸排泄药物的情况下，正常男性成人24h尿尿酸总量不超过3.54mmol/（600mg/24h）。原发性痛风病人90%尿尿酸排出减少。而尿尿酸大于750mg/24h，提示尿酸产生过多，尤其是非肾源性继发性痛风，血尿酸升高，尿尿酸亦同时明显升高。尿尿酸测定也是选择降尿酸药物的重要参考指标。尿酸排泄减少才考虑用促尿酸排泄的药物，如苯溴马隆片。

（4）关节腔穿刺检查（属于有创检查，对于急性痛风性关节炎发作患者建议做，其他类型患者可以不做）：穿刺液检查，有助于诊断（约95%以上急性痛风性关节炎滑液中可发现尿酸盐结晶）及鉴别诊断（如感染性关节炎，强直性关节炎外周关节受累，骨关节炎，反应性关节炎，副肿瘤综合征等）

（5）痛风结节内容物检查：对于痛风结节进行活检或穿刺吸取其内容物，或从皮肤溃疡处采取白垩状黏稠物质涂片。

（6）X线摄片检查与肾脏B超：尿酸盐沉积可引起炎症反应和软骨、骨皮质破坏。这些部位摄片，可见关节面或骨端皮质有透光性缺损阴影，呈穿凿样、虫蚀样、蜂窝状或囊状，病变周边骨质密度正常或增生，界限清晰，有利于与其他关节病变鉴别。肾脏B超，可以排除尿酸结石，以及肾脏损害、肾功能不全引起的继发性高尿酸。

（7）双能CT系统（DECT）：DECT是近期诞生的，为无创检测手段。可以用绿色表示尿酸盐晶体在关节内的沉积，清晰显示尿酸盐结晶，具有高灵敏度。从某种程度上甚至可以代替关节腔穿刺抽取关节液找尿酸结晶。在鉴别诊断不明原因单关节肿痛方面有很好的价值。

（8）肿瘤指标：主要是排除一些继发的高尿酸血症引起的痛风。

（9）血铅检查：年龄小于25岁注意遗传方面的检查。

如何发现早期痛风？

如果出现痛风的一些疾病症状，就应该及时做好相关检查，至少应对下列人员进行血尿酸的常规检测：

（1）60岁以上的老年人应进行血尿酸的常规检查。痛风喜欢发生在60岁以上的老年身上，因此及时做好检查预防很有必要。

（2）肥胖的中年男性及绝经期后的女性也应该及时做血尿酸的常规检测。

（3）患有高血压、动脉硬化、冠心病、脑血管病（如脑梗死、脑出血）的病人。

（4）糖尿病（主要是2型糖尿病）要特别注意哟。

（5）原因未明的关节炎，尤其是中年以上的病人，以单关节炎发作为特征。

（6）肾结石，尤其是多发性肾结石及双侧肾结石病人。

（7）有痛风家族史的成员。

（8）长期嗜肉类，并有饮酒习惯的中年以上的人。

及时的检查和提前预防有利于在痛风早期发现疾病，不要等到出现典型的临床症状（如皮下痛风结石）后才去求医，这时候已经为时已晚。如果首次检查血尿酸正常，也不要轻易排除痛风及高尿酸血症的可能性。以后应定期去复查，至少应每年进行一次健康检查，这样可使痛风的早期发现率大大提高。

痛风患者的诊断要点有哪些？

（1）本病发病年龄在30~40岁为多，男女比例为20:1。

（2）不少病人有阳性家庭史，病程漫长达1~20年。

（3）好发于拇趾关节，其次累及指趾关节和腕、踝、膝、肘关节。初期多为单个关节发炎。

（4）急性起病急骤，多于夜间醒，受累关节红、肿、热、痛，伴有发热。年轻患者多发生游走性多关节炎。

（5）慢性期：关节肿大、肥厚、畸形、僵硬，有大痛风石时关节常溃烂，由伤口排出尿酸盐结晶，耳垂、耳轮也有痛风石。部分病人可并发肾结石和肾功能障碍。

（6）化验检查：血液尿酸高。

（7）X片检查：关节面附近的骨骼部，因骨组织被尿酸所替代，出现凿孔状圆形缺损阴影。

为什么临床上痛风易误诊？

临床上，由于患者有时拒绝做大量的检查，再加上有些医生并非专科医师，所以痛风很容易被误诊。

不仅有很多患者，甚至一些非专业医生或者实习医生，都很容易将痛风误诊为其他疾病。主要是由于对痛风的认识不足，同时也是痛风自身症状不具标志性而造成的。

研究表明，在欧美等国家，痛风的患病率特别高，因此医生看到类似症状，就很草率地诊断患有痛风。而在国内，由于以前痛风比较少见，因此常将痛风诊为非痛风疾病；但随着目前我国生活水平改善及发病率增高，医生见识逐渐增加，误诊率也逐渐下降。

临床上误诊最多的是痛风性关节炎被误诊为风湿性关节炎。发作间期以类风湿性关节炎为常见。此外，外科医师还常将痛风误诊为丹毒、蜂窝织炎、化脓性关节炎、创伤性关节炎等。结石症是痛风的首发症状，因此很多人会误诊为单纯尿路结石而漏诊痛风。

现如今随着痛风的发病率增加，大众对痛风越来越重视，也会将一些有关节表现的症状误诊为痛风，比如老人骨质增生症、骨质疏松症引起的关节痛、高尿酸血症合并神经痛风或关节痛综合征等，都很容易被误诊成痛风病症。

痛风与类风湿关节炎有何不同？

痛风是由于嘌呤代谢紊乱导致血尿酸增加而引起组织损伤的一组疾病。类风湿性关节炎（RA）简称类风湿，是以慢性、对称性、多滑膜关节炎和关节外病变（皮下结节、心包炎、胸膜炎、肺炎、周围神经炎等）为主要临床表现的，病因未明的，尚无特异性诊断指标的自身免疫炎性疾病。其突出的临床表现为反复发作的对称性的多发性小关节炎，以手、腕、足等关节最常受累；早期呈现红、肿、热、痛和功能障碍，晚期关节可出现不同程度的强硬和畸形，并有骨和骨骼肌萎缩，是一种致残率较高的疾病。从病理改变的角度来看，类风湿性关节炎是一种主要累及关节滑膜（以后可波及关节软骨、骨组织、关节韧带和肌腱），其次为浆膜、心、肺及眼等结缔组织的广泛性炎症性疾病。所以，病人除了有以上关节炎的表现外，还可有其他全身性表现，如发热、疲乏无力、体重减轻、皮下结节、心包炎、胸膜炎、周围神经病变、眼病变、动脉炎等。由此可知，所谓的类风湿性关节炎并非只是关节发生了炎症病变，而是全身性的广泛性病变。

附：类风湿性关节炎诊断标准

①症状：以小关节为主，多为多发性关节肿痛或小关节对称性肿痛（单发者须认真与其他鉴别，关节症状至少持续6周以上），晨僵。

②体征：受累关节肿胀压痛，活动功能受限，或畸形，或强直，部分病例可有皮下结节。

③实验室检查：RF（类风湿因子）阳性，ESR（血沉）多增快。

④X线检查：重点受累关节具有典型类风湿性关节炎X线所见。

对具备上述症状及体征的患者，或兼有RF阳性，或兼有典型X线表现者均可诊断，并有如下分期。

①早期：绝大多数受累关节有肿痛及活动受限，但X线仅显示软组织肿胀及骨质疏松。

②中期：部分受累关节功能活动明显受限，X线片显示关节间隙变窄及不同程度骨质腐蚀。

③晚期：多数受累关节出现各种畸形或强直，活动困难，X线片显示关节严重破坏、脱位或融合。

痛风与关节炎有何不同？

很多时候人们容易把痛风和关节炎混淆，特别是痛风很容易出现在关节处，一些症状都跟关节炎有很大的相似，所以不了解两者情况的人，经常出现误诊，导致病情治疗耽误，但临床上二者还是有一些明显的可鉴别处：

（1）从患者性别及年龄来看，关节炎多发于40岁左右、体型一般的女性，而痛风多发于50岁上下肥胖的男性。

（2）从病因上来看，关节炎是因自身免疫产生紊乱引起的，而痛风则是由于体内嘌呤代谢紊乱、高尿酸血症引起的。

（3）从关节外病变来看，关节炎常伴有风湿性血管炎、心包炎、胸膜炎等，但肾脏很少受损，而痛风常合并有高血压、高血脂、动脉硬化、糖尿病，且伴有尿酸性肾病及肾结石。

（4）关节炎患者血尿酸正常，而痛风患者则会出现血尿酸升高的症状。

（5）从二者的受累关节来看，关节炎受累关节多为手指关节、掌指关节。

（6）此外，关节炎主要是关节受累并有一定的关节变形，主要在冷天的时候发作，并且血液检查会有抗链球菌溶血素"O"、血沉、类风湿因子升高的可能。

痛风可以并发哪些疾病？

依据欧美对痛风患者死亡原因的统计，因痛风而产生的并发症中，以合并缺血性心脏病占最多，其次是尿毒症、脑血管疾病、恶性肿瘤等。但在亚洲地区日本的研究却以尿毒症居首位，其次才是缺血性心脏病、脑血管疾病及恶性肿瘤。不论是什么样的并发症，这些研究统计数据都值得我们重视。

（1）尿酸性肾石病：研究表明，有10%～25%的痛风患者可发生尿酸性肾石病。部分患者甚至是以尿酸性肾石病作为首发症状而就诊。细小的泥沙样结石容易随尿液排出，患者可无任何症状，较大的结石常引起肾绞痛和血尿。并发尿路感染者，可有尿频、尿急、尿痛等尿路刺激症状或腰痛。

（2）痛风性肾病：早期常表现为间歇性的蛋白尿。一般病程进展较为缓慢。随着病情的发展，蛋白尿逐渐转变为持续性，肾脏浓缩功能受损，出现夜尿增多、等张尿等。晚期则可发生慢性肾功能不全，表现为水肿、高血压、血尿素氮和肌酐升高，最终患者可因肾功能衰竭而死亡。少数患者以痛风性肾病为主要临床表现，而关节炎症状不明显。由于肾脏滤过功能不全时，尿酸的排泄减少，可引起血尿酸水平的升高。故对于慢性肾功能不全伴高尿酸血症的患者，很难判断其高尿酸血症与肾病之间的因果关系。

（3）急性肾功能衰竭：大量的尿酸盐结晶堵塞在肾小管、肾盂及输尿管内，引起尿路梗阻，导致患者突然出现少尿甚至无尿，如不及时处理可迅速发展为急性肾功能衰竭，甚至引起死亡。

（4）缺血性心脏病：所谓缺血性心脏病，指输送氧气及营养给心脏肌肉的冠状动脉硬化或阻塞，以致血液的流通受到阻碍，因而引起胸痛及心肌坏死，主要有狭心症及心肌梗塞，这就好像自来水管一样，由于污垢阻塞的关系，水管口径愈来愈小，终致水流量减少或完全不通。严格来说，这种情况所有人均会发生，所不同的是有些人会受到特殊因素的影响而加速进行而已。目前美国心脏病协会就把痛风列为缺血性心脏病的危险因素及动脉硬化的促进因子。因为痛风如未好好治疗，持续的高尿酸血症会使过多的尿酸盐结晶沉淀在冠状动脉内，加上血小板的凝集亢进，均加速了动脉硬化的进展。

（5）肾结石：根据研究统计证实，痛风病人出现肾结石的概率为正常人的1000倍左右；由于尿中的尿酸量越多、酸碱度越酸，越容易发生结石，因此必须多喝开水、服用小苏打以防止肾结石的发生。

（6）肥胖症：由于经济快速成长，粮食充足，肥胖的人越来越多。肥胖不但会使尿酸合成亢进，造成高尿酸血症，也会阻碍尿酸的排泄，易引起痛风，合并高血脂症、糖尿病等。

（7）高血脂症：痛风的人常暴饮暴食，且多有肥胖现象，因此合并高血脂症的很多，这与发生动脉硬化有很密切的关系。

（8）糖尿病：对痛风病患者做口服葡萄糖负荷试验，结果发现有30~40%合并"轻症非胰岛素依赖型"糖尿病；那是肥胖及暴饮暴食引起胰岛素感受性低所致，如能早期就用饮食疗法并控制体重，胰岛素的感受性很快即可复原。

（9）高血压：痛风病人大约一半合并高血压，除了上述因肾机能障碍引起的肾性高血压之外，痛风病人合并肥胖也是原因之一。由于高血压治疗药常使用降压利尿剂，会抑制尿酸排泄，而使尿酸值升高，此点必须注意。

（10）股骨头坏死：痛风患者可发生骨的缺血坏死，特别是股骨头。主要是由于高脂蛋白血症Ⅱ型和Ⅳ型，有脂肪栓塞引起骨骼的坏死。还有一些病例与慢性酒精中毒或使用糖皮质激素有关。这些病例多是在手术时病理证实为痛风的。当痛风患者出现股骨头坏死时，应想到痛风可能为其病因。痛风患者临床上有股骨头缺血症状时，应予以警惕。除痛风常规治疗外，有手术指征者尚须进行股骨头置换手术。文献报道，个别病例进行了全髋置换手术。

（11）类风湿性关节炎：国内外文献时有报道，痛风伴发类风湿性关节炎、系统性红斑狼疮及肌筋膜炎硬化等结缔组织病的报道。但对他们伴发的流行病学关系及其伴发的机制，尚待进一步研究。有人认为类风湿和痛风是互相制约的关节炎。这种关系可能与免疫有关。30%慢性痛风关节炎和10%急性痛风患者，有IgM类风湿因子低滴度升高。还认为尿酸结晶可以从滑膜中吸收IgG，刺激巨噬细胞，并使其增加。在该过程中含有细胞反应物质的尿酸结晶与血清蛋白apoB相互作用，有抑制炎症过程的作用，从而使病情自限；部分为结晶吸收的IgG退变，可增加类风湿因子的滴度。

痛风有哪四大危险并发症？

患痛风的患者，体内糖和脂肪的代谢功能会明显降低，因此相当容易并发各种严重的疾病：

（1）糖尿病：糖尿病与痛风两者都是因为体内代谢异常所引起的疾病，很容易并发于患者身上。糖尿病是因为调节血糖的胰岛素荷尔蒙缺乏，导致体内持续处于高血糖的状态；而尿酸值与血糖值之间大有相关，通常尿酸值高者，血糖值也会比较高。

（2）高血压/高血脂：痛风患者大多是较为肥胖体型，体内蓄积过多的脂肪容易使动脉硬化而引起高血压；且由于痛风患者日常饮食上偏向摄取高脂、高热量食物，因此体内的中性脂肪含量都相当高，胆固醇值通常也都超过正常标准，是高脂血症的好发族群之一。

（3）心肌梗塞/狭心症：痛风患者的心脏血管容易发生动脉硬化的情形，导致血液无法充分送达心脏，血液循环机能不良，引起狭心症或心肌梗塞的概率就特别高，尤其是原本就患有高脂血症的痛风患者更是容易发生心脏疾病。

（4）脑血管障碍：同样是导因于动脉硬化的问题，差别是在脑部发生。其症状包括头痛、头昏眼花、手脚发麻或麻痹等，严重的时候，病人有失去意识之虞，甚至死亡。病患就诊时除了血管摄影外，还需做脑部的CT、MRI检查。

什么是"假性痛风"？怎么与痛风鉴别？

假性痛风指的是焦磷酸钙双水化物结晶沉着于关节软骨所致的疾病。与痛风不同，假性痛风与无机焦磷酸盐的产生和排泄无明显关联。假性痛风的急性发作多是在结晶由软骨脱落至滑囊后，而促使脱落的因素可能有很多，如创伤、甲状旁腺手术后、并发另一急性炎性关节炎等。此病急性发作时突然起病，关节呈红、肿、热、痛的表现，关节腔内常有积液。最多发生于膝关节及其他常见的髋、踝、肩、肘、腕等大关节，偶尔累及指、趾关节，但很少像痛风那样侵犯大拇趾。常为单个关节急性发作。手术和外伤可诱发。慢性的可侵犯多关节，呈对称性，进展缓慢，与骨关节炎相似。假性痛风的临床表现与痛风相似，但较轻，四肢小关节较少受累，而痛风好发于四肢小关节。急性发作时血沉增快，白细胞增高，血尿酸值不高。关节滑液中可发现焦磷酸钙双水化物结晶。X线片上可见关节软骨呈点状和线状钙化斑。

假性痛风极易与痛风相混淆，临床上需要通过关节液穿刺检查出焦磷酸钙的晶体还是尿酸盐晶体，来进行区分。

另外，虽然与痛风症状类似，但与痛风相比，"假性痛风"有两大特点，一是痛风一般伴有尿酸升高，而多数"假性痛风"患者的尿酸并不高；二是从发病年龄上看，痛风在年轻人、中老年人等各年龄段人群均有较高发病率，"假性痛风"则在中老年人群中最常见。

三、饮食与痛风的关系

饮食与高尿酸血症、痛风关系如何呢？

痛风、高尿酸血症与饮食有着密切的关系，喜食高嘌呤、高脂肪、高蛋白食物、营养过剩、嗜酒、肥胖患者易患此病，所以它的饮食防治显得特别重要。其原则主要是控制外原尿酸的摄入，促进体内尿酸的排除，禁食含高嘌呤的食物，控制热量的摄入，限制辛辣、刺激性食物以及蛋白质的摄入。

为了预防和治疗痛风及高尿酸血症，饮食上应做到三多三少：

（1）多饮水，少喝汤：痛风和高尿酸血症患者要多喝白开水，少喝肉汤、鱼汤、鸡汤、火锅汤等。白开水的渗透压有利于溶解体内各种有害物质，多饮白开水可以稀释尿酸加速排泄，使尿酸水平下降，而汤中含有大量嘌呤成分，饮后不但不能稀释尿酸反而导致尿酸增高。

（2）多吃碱性食物，少吃酸性食物：痛风患者本身有嘌呤代谢紊乱和尿酸异常，如果过多吃酸性食品，会加重病情，不利于康复，而多吃碱性食物能帮助补充钾钠氯离子，维持酸碱平衡。

（3）多吃蔬菜，少吃饭：多吃菜有利于减少嘌呤摄入量，增加维生素C、增加纤维素，少吃饭有利于控制热量摄入，限制体重，减肥降脂。

嘌呤与饮食的关系如何呢？

低嘌呤的食物有利于降低尿酸水平，从而有利于痛风恢复；而高嘌呤食物会促成高量的尿酸，能够诱发痛风发作。

低嘌呤食物可放心食用，中等嘌呤食物宜限量食用，而高嘌呤食物应禁用。一般，碱性食物所含嘌呤比较低，如芥菜、花菜、海带、白菜、萝卜、番茄、黄瓜、茄子、洋葱、土豆、竹笋、桃、杏、梨、香蕉、苹果等，应多吃。而高嘌呤食物会促成高量的尿酸，因此，应尽量避免。

什么食物称之为低嘌呤食物？哪些是低嘌呤食物？

低嘌呤食物指的是每100克食物含嘌呤小于25毫克的食物。

常见的低嘌呤食物有：

（1）主食类：米、麦、面类制品、淀粉、高粱、通心粉、马铃薯、甘薯、山芋等。

（2）奶类：牛奶、乳酪、冰淇淋等。

（3）荤食：蛋类以及猪血、鸡鸭血等。

（4）蔬菜类：大部分蔬菜均属低嘌呤食物。

（5）水果类：水果基本上都属于低嘌呤食物，可放心食用。

（6）饮料：苏打水、可乐、汽水、矿泉水、茶、果汁、咖啡、麦乳精、巧克力、可可、果冻等。

（7）其他：酱类、蜂蜜、油脂类（瓜子、植物油、黄油、奶油、杏仁、核桃、榛子）、薏苡仁、干果、糖、蜂蜜、海蜇、海藻、动物胶或琼脂制的点心及调味品。

什么食物称之为中嘌呤食物？哪些是中嘌呤食物？

中嘌呤食物指每100克食物含嘌呤25~150毫克的食物。

常见的中等嘌呤食物有：

（1）豆类及其制品：豆制品（豆腐、豆腐干、乳豆腐、豆奶、豆浆）、干豆类（绿豆、红豆、黑豆、蚕豆）、豆苗、黄豆芽。

（2）肉类：家禽家畜肉。

（3）水产类：草鱼、鲤鱼、鳕鱼、比目鱼、鲈鱼、螃蟹、鳗鱼、鳝鱼、香螺、鲍鱼、鱼丸、鱼翅。

（4）蔬菜类：菠菜、笋（冬笋、芦笋、笋干）、豆类（四季豆、青豆、菜豆、豇豆、豌豆）、海带、金针、银耳、蘑菇、菜花。

（5）油脂类及其他：花生、腰果、芝麻、栗子、莲子、杏仁。

什么食物称之为高嘌呤食物？哪些是高嘌呤食物？

高嘌呤食物指的是每100克食物含嘌呤大于150毫克的食物。

常见的高嘌呤食物有：

（1）豆类及蔬菜类：黄豆、扁豆、紫菜、香菇。

（2）肉类：家禽、家畜的肝、肠、心、肚与胃、肾、肺、脑、胰等内脏，肉脯、浓肉汁、肉馅等。

（3）水产类：鱼类（鱼皮、鱼卵、鱼干以及沙丁鱼、凤尾鱼等海鱼）、贝壳类、虾类、海参。

（4）其他：酵母粉、各种酒类，尤其是啤酒。

低嘌呤食物的食用原则是什么？

低嘌呤饮食原则有如下几点：

（1）应供给足量的碳水化合物和脂肪，蛋白质及盐量要控制。可选用大米、玉米、面粉及其制品（如馒头、面条、面包等）。如对心肾无不利影响，应多饮水，每日饮水量应保持2000~3000毫升，增加尿量（最好每天保持1500毫升左右），以促进尿酸排泄防止结石形成。蛋白质每日摄入量以0.8~1.0g/kg体重为宜，每日蛋白质供应量可达60g左右。以牛奶和鸡蛋为主，可适量食用河鱼，也可适量食用瘦肉、禽肉，但最好是切成块煮沸，让嘌呤溶于水，然后去汤再吃。每日进食盐以不超过6g为宜，一般控制在2~5g。

（2）烹调方法多用烩、煮、熬、蒸、氽等，少用煎、炸方法。食物应尽量易消化。

（3）多选用富含维生素B_1及维生素C的食物。可用食物：米、面、牛奶、鸡蛋、水果及各种植物油。蔬菜除龙须菜、芹菜、菜花、菠菜外，其他均可食用。

（4）禁用肝、肾、脑、蛤蜊、蟹、鱼、肉汤、鸡汤、豌豆、扁豆、蘑菇等，各种强烈的调味品及加强神经兴奋的食物如酒、茶、咖啡、辣味品等。豆类制品限食为宜。痛风患者还须禁酒，尤其是啤酒最容易导致痛风发作，应绝对禁止。

饮酒与痛风有何关系？

大量的临床研究表明：酒精与尿酸水平呈直线相关关系。与完全不饮酒者相比，每天酒精消耗量在10～14.9g（大概相当于40~60ml左右的普通白酒）能够使痛风危险性增加32%；每天消耗量15～29.9g（大概相当于60~100ml左右的普通白酒），痛风危险性增加至49%；消耗量在30～49.9g（大概相当于100~150ml左右的普通白酒），痛风危险性增加至96%；消耗量在50g（大概相当于150ml左右的普通白酒）及以上，痛风危险性增加至153%。

同时，研究表明痛风危险性还与含酒精饮料种类有关。啤酒所致危险性增加远远高于其他酒精性饮料。反之，饮用中等量葡萄酒并不会增加痛风危险性。这些研究说明酒精饮料中某些非酒精成分对尿酸代谢发挥着重要影响。啤酒中所含嘌呤类物质，如高吸收率的鸟嘌呤核苷酸，可能通过提高酒精的高尿酸血症效应而影响血尿酸水平，从而比白酒或者葡萄酒具有更高痛风危险性。

啤酒和白酒对尿酸的影响：

（1）啤酒本身嘌呤含量虽然不高，约2～5mg/100ml，但它含有较多鸟苷酸，代谢后会产生嘌呤。

（2）酒精在体内会代谢为乳酸，易使体内乳酸堆积，乳酸可以抑制尿酸由肾脏排泄。乳酸会造成血液的酸化，减低尿酸的溶解度，造成尿酸的结晶。

（3）酒精会促进腺嘌呤核苷酸（AMP）转化，加速体内ATP分解，过多的ATP分解使其分解产物AMP增加，AMP可通过去磷酸化形成腺苷和经脱氨基形成次黄嘌呤核苷酸，两条途径使尿酸生成增多。

（4）酒精对肝脏有损伤。当身体分泌很多尿酸，到达肝脏后，肝脏就会停止继续合成尿酸，但是如果肝脏机能受损，会破坏到这样的反馈机制，所以保护肝脏也是降低痛风发生可能的一个重要因素。此外，肝脏功能有问题时，原本在肾皮质部分泌的皮质醇，移送至肝脏，在肝脏转化成可的松，若肝不好的人，此功能不能进行，也有可能发生嘌呤转化困难，而发生痛风。戒酒是保护肝脏的一个重要措施。

（5）饮酒常伴食含丰富嘌呤的食物，时常进食高嘌呤的食物，酒能加快嘌呤的代谢，导致体内血尿酸水平增高，进而诱发痛风性关节炎的急性发作。

（6）饮酒的人经常吸烟，吸烟会产生尼古丁，而尼古丁会使血中之肾上腺素量增加，因此会造成末梢血管的收缩，如此会使尿酸经血管排泄量减少。

饮酒可导致痛风复发吗？

引起痛风的原因有很多，经常饮酒可导致痛风，原因如下：

（1）啤酒含有较多鸟苷酸，代谢后会产生嘌呤，导致尿酸增高，引起痛风。

（2）酒精在体内会代谢为乳酸，可以抑制尿酸由肾脏排泄。乳酸造成血液的酸化，降低尿酸的溶解度，造成尿酸的结晶。

（3）酒精会促进腺嘌呤核苷酸转化，加速体内腺嘌呤核苷三磷酸分解，过多的腺嘌呤核苷三磷酸分解使腺嘌呤核苷酸增加，腺嘌呤核苷酸通过去磷酸化形成腺苷,使尿酸生成增多。

(4)酒精对肝脏的损伤。体内分泌很多尿酸以后,到达肝脏,此时肝脏会停止继续合成尿酸,如果肝脏受到损伤,以上的反馈机制受到破坏,使尿酸的合成增加而发生痛风。

(5)饮酒时经常伴食含有丰富嘌呤的食物,酒可以加快嘌呤的代谢,导致体内血尿酸水平增高,进而诱发痛风。

痛风都是吃出来的吗?

临床上,有些患者的痛风不是生活方式引起的,而是继发于一些疾病后出现的高尿酸血症。除慢性肾功能衰竭所致的继发性痛风起病缓慢外,多数起病较急,病情严重,甚至可发生急性肾衰竭。所以并非所有的痛风都是吃出来的。痛风最常见的病因有以下几种:

(1)细胞过量破坏所致。如溶血、烧伤、外伤、化疗、放疗、过量运动等情况,均可能造成机体内细胞过量破坏,使体内尿酸生成过多,继而出现痛风。

(2)血液病。如白血病、淋巴瘤、骨髓瘤、红细胞增多症等疾病均可出现细胞增殖,而细胞增殖可能导致尿酸生成过多,从而继发痛风。这是由于增殖细胞大量崩解,释放出其细胞内容物和代谢产物,导致高尿酸症并可能引发肾功能不全。

(3)肾脏疾病。肾衰竭、酮症酸中毒、铅中毒伴肾脏病变者会出现肾脏排泄尿酸减少的情况,尿酸排泄减少,则可继发痛风。

(4)体内酸中毒。各种原因引起的酸中毒,当乳酸或酮酸浓度增高时,肾小管对尿酸的排泌受到竞争性抑制而排出减少,均能导致高尿酸血症,诱发急性痛风性关节炎。

(5)药物。服用某些药物引起的副作用,如氢氯噻嗪(利尿药)、水杨酸类、吡嗪酰胺等药物,可造成尿酸排泄减少,从而继发痛风。

四、痛风或高尿酸血症的治疗药物

痛风治疗原则有哪些？

痛风是嘌呤代谢紊乱所致，虽有许多并发症，但如早期治疗一般难度不大。但到了晚期，尿酸广泛弥漫地在组织中沉积，或发生肾功能不全，则预后不佳。故读者朋友应该知道以下几种情况：

（1）痛风是一种容易治疗的慢性病：痛风是一种慢性疾病，耐心长期服药将血液中的尿酸浓度控制在正常水平，是治疗成功的关键。如果服用降尿酸药物一段时间之后，因痛风不再发作而停药，血中尿酸不久后会再度升高，通常痛风也会不定时再度发作。所以即使现在不痛还是要长期服药，因为根据观察没有治疗的反复发作的痛风患者，几乎都会发生痛风石，虽然痛风石大部分时间不会疼痛，但它对关节和器官组织的破坏是持续存在的。我们长期的临床经验表明，只要患者能够坚持与医生配合，就能完全避免痛风带来的危害。

（2）强调治疗的个体化：治疗痛风的药物应由医师根据病情及患者的具体情况使用，尽可能使不必要的副作用降到最低或零。临床可见到部分患者长期服用一些止痛药和秋水仙碱，也不管对自己是否适合，等到有副作用或有并发症出现再去找医师，就为时已晚了。痛风是比较容易治疗的疾病，在国外，慢性痛风石已不常见，但国内仍常见巨大痛风石，所以应加强同专科医师之间的沟通，及早开始治疗。治疗前首先应找出引起尿酸升高的原因，而不是盲目用药。例如肥胖、药物（如阿司匹林、抗肺结核药物、利尿剂等）、血液疾病、肿瘤或肾功能不全等，这些原因去除之后，通常血尿酸会恢复正常，痛风也会减少发作。

一、无症状高尿酸血症的治疗

血尿酸值超过正常，但无痛风性关节炎发作称之为无症状高尿酸血症。此时如果血尿酸在413μmol/L～472μmol/L（7 mg/dl～8mg/dl）时，通常不需要用药，但应找出其基本原因，并控制饮食，降低血尿酸以及预防痛风发作。如仍无效果，可进行药物治疗。

在饮食控制与药物治疗的同时应避免肥胖、高嘌呤饮食、某些药物、饮酒、过度疲劳、精神紧张、关节局部损伤、创伤、外科手术、感染、受寒湿等诱发因素。

二、急性关节炎期的药物治疗

急性痛风性关节炎发作后应尽早治疗，以使症状迅速缓解，防止迁延不愈。发作期须绝对卧床休息，抬高患肢和关节止动。一般应休息至关节疼痛缓解72小时后才可开始活动。注意保暖，饮食要以素食为主。急性期使用的药物主要有秋水仙碱、非甾体类抗炎药和肾上腺糖皮质激素，这类药物如能在刚有症状时服用，常可免受急性发作之苦。

三、发作间歇期及慢性期的治疗

痛风发作间歇期及慢性关节炎期治疗的目的主要是使用降尿酸药物使血尿酸水平长期维持在正常范围，防止关节炎急性发作、防止痛风石形成及减轻肾脏损害。为保证降尿酸治疗有效，最好考虑长期使用降尿酸药物，定期复查血尿酸以观察疗效。对病情严重者，甚至需要终身维持治疗。

四、降尿酸药应用指征

1. 虽无高尿酸血症和痛风家族史，也无痛风性关节炎发作，但血尿酸值超过531μmol/L（9mg/dl），单纯饮食控制不能取得满意效果者。2. 痛风性关节炎发作在1年内超过2次以上者或发作总次数超过3次。3. 痛风患者，经饮食控制，血尿酸仍然大于420μmol/L者或24小时尿酸排泄量超过800mg者。4. 痛风性肾病、肾功能障碍以及尿酸性肾结石（包括既往有尿路结石）者。5. 有痛风石、慢性痛风关节炎、骨质有侵蚀糜烂者。6. 有高血压病、高脂血症、缺血性心脏病、糖尿病或肥胖症等合并症时。

五、使用降尿酸药物时应注意以下事项

（1）在肾功能正常或仅有轻度损害，24小时尿液中尿酸含量低于600mg时，可用排尿酸药。在肾功能中度损害，24小时尿液中尿酸含量明显升高时，应用别嘌呤醇。在血尿酸明显升高及痛风石大量沉积时，可合用以上两药。

（2）为预防转移性急性关节炎发作，开始时用较小剂量，在1～2周内逐渐加量。排尿酸药主要通过抑制近端肾小管对尿酸的重吸收促进尿酸从肾脏排泄。为防止尿酸在肾脏排泄时引起肾脏损害及肾结石的副作用，均应从小剂量开始，并可加服苏打片。

（3）促进尿酸由肾脏排泄的药物适用于血液中尿酸增高、肾功能尚好、血尿素氮在14.3mmol/L以下者。服用此类药物须白天使用，并喝充足水分，促进尿酸由肾脏排泄，以避免结石。肾功能不好、已有肾结石的病人使用要小心。

六、疗效标准

1. 临床治愈：①临床症状消失；②血及尿液中尿酸含量正常，肾功能正常；③连续随访两年以上无复发。2. 好转：①在服药情况下，症状缓解；②血及尿液中尿酸含量接近正常，肾功能好转。

事实上，临床过程中，原发性痛风虽然目前从发病机制上尚无彻底解决的方法，但要配合医生药物调整，尽可能对症状及病程进展加以控制和使之逆转，达到临床治愈标准。

治疗痛风及高尿酸血症的药物有哪些？

主要包括控制急性发作的药物（非甾体抗炎药、秋水仙碱、糖皮质激素）和降尿酸的药物，降尿酸的药物又分为抑制尿酸合成的药物（别嘌醇、非布司他）和促进尿酸排泄的药物（丙磺舒、苯磺唑酮、苯溴马隆）。碱化尿液的药物包括碳酸氢钠或枸橼酸氢钾钠。当尿 pH 在 6.0 以下时，需碱化尿液。尿 pH 6.2~6.9 有利于尿酸盐结晶溶解和从尿液排出。尿 pH > 7.0 易形成草酸钙及其他类结石。碱化尿液过程中要检测尿 pH。每种药物都有相应的适应症和禁忌症，具体药物的选择需要由专科医师根据实际情况判断。如果一种药物治疗不能使血尿酸控制达标，则可以考虑联合药物治疗。使用过程中注意观察可能存在的副作用。

急性痛风性关节炎发作时，需要绝对卧床、抬高患肢、避免负重，并迅速服用秋水仙碱，越早用药效果越好；另外可以适当使用非甾体类抗炎药或糖皮质激素。

经典的抗痛风药——别嘌醇片

别嘌醇是最经典的治疗痛风的药物之一。
适应症：
（1）原发性和继发性高尿酸血症，尤其是尿酸生成过多而引起的高尿酸血症；
（2）反复发作或慢性痛风者；
（3）痛风石；
（4）尿酸性肾结石或尿酸性肾病；
（5）肾功能不全的高尿酸血症。
用法用量：
（1）成人
常用量：初始剂量一次50mg（1/2片），一日1~2次，每周可递增

50~100mg（1/2~1片），至一日200~300mg（2~3片），分2~3次服。每2周测血和尿尿酸水平，如已达正常水平，则不再增量，如仍高可再递增。但一日最大量不得大于600mg（6片）。

（2）儿童

治疗继发性高尿酸血症常用量：6岁以内每次50mg（1/2片），一日1~3次；6~10岁，一次100mg（1片），一日1~3次。剂量可酌情调整。

不良反应：

（1）皮疹：可呈瘙痒性丘疹或荨麻疹。如皮疹广泛而持久，及经对症处理无效，并有加重趋势时必须停药。

（2）胃肠道反应：包括腹泻、恶心、呕吐和腹痛等。

（3）白细胞减少，或血小板减少，或贫血，或骨髓抑制，均应考虑停药。

（4）其他有脱发、发热、淋巴结肿大、肝毒性、间质性肾炎及过敏性血管炎等。

（5）国外曾报道数例患者在服用本品期间发生原因未明的突然死亡。

禁忌：

对本品过敏、严重肝肾功能不全或明显血细胞低下者禁用。

注意事项：

（1）本品不能控制痛风性关节炎的急性炎症症状，不能作为抗炎药使用。因为本品促使尿酸结晶重新溶解时可再次诱发并加重关节炎急性期症状。

（2）本品必须在痛风性关节炎的急性炎症症状消失后（一般在发作后两周左右）方可开始应用。

（3）服药期间应多饮水，并使尿液呈中性或碱性以利尿酸排泄。

（4）本品用于血尿酸和24小时尿尿酸过多，或有痛风石、或有泌尿系结石及不宜用促尿酸排出药者。

（5）本品必须由小剂量开始，逐渐递增至有效量，维持正常血尿酸和尿尿酸水平，以后逐渐减量，用最小有效量维持较长时间。

（6）与排尿酸药合用可加强疗效。

（7）用药前及用药期间要定期检查血尿酸及24小时尿尿酸水平，以此作为调整药物剂量的依据。

（8）有肾、肝功能损害者及老年人应谨慎用药，并应减少每日用量。

（9）用药期间应定期检查血象及肝肾功能。

药物相互作用：

（1）饮酒、氯噻酮、依他尼酸、呋塞米、美托拉宗、吡嗪酰胺或噻嗪类利尿剂均可增加血清中的尿酸含量。控制痛风和高尿酸血症时，应用别嘌醇要注意用量的调整。对高血压或肾功能差的患者，别嘌醇与噻嗪类利尿剂同用时，有发生肾功能衰竭及出现过敏的报道。

（2）本品与氨苄西林同用时，皮疹的发生率增多，尤其是高尿酸血症患者。

（3）本品与抗凝药如双香豆素、茚满二酮衍生物等同用时，抗凝药的效应可加强，应注意调整剂量。

（4）本品与硫唑嘌呤或巯嘌呤同用时，后者的用量一般要减少1/4~1/3。

（5）本品与环磷酰胺同用时，对骨髓的抑制可更明显。

（6）本品与尿酸化药同用时，可增加肾结石形成的可能。

（7）不宜与铁剂同服。

适用于疼痛剧烈的痛风患者药物——非布司他片

适应症：适用于痛风患者高尿酸血症的长期治疗。不推荐用于无临床症状的高尿酸血症。

用法用量：非布司他片的口服推荐剂量为40mg或80 mg，每日一次。

推荐非布司他片的起始剂量为40mg，每日一次。如果2周后，血尿酸水平仍不低于6mg/dl（约360μmol/L），建议剂量增至80mg，每日一次。给药时，无须考虑食物和抗酸剂的影响。

特殊人群用量：

（1）肝功能不全者：轻、中度肝功能不全的患者无须调整剂量。而目前尚无资料显示非布司他对于重度肝功能不全者的疗效及安全性研究，因此此类患者应慎用非布司他。

（2）肾功能不全者：轻、中度肾功能不全（肾小球滤过率：30~89 ml/min）的患者无须调整剂量。推荐的非布司他起始剂量为40mg，每日一次。如果2周后，血尿酸水平仍不低于6mg/dl，建议剂量增至80mg，每日一次。尚无严重肾功能不全（肾小球滤过率<30ml/min）患者的充足研究数据，因此此类患者应慎用非布司他。

（3）尿酸水平：在开始非布司他治疗2周后，就可评估血尿酸水平是否达到目标值（小于6mg/dl）。

（4）痛风发作：在服用本品的初期，可能会引起痛风的发作，这是因为血尿酸水平的改变导致组织沉积的尿酸盐被动员出来。为预防服用非布司他起始阶段的痛风发作，建议同时服用非甾体抗炎药或秋水仙碱。预防性治疗的获益可长达6个月。

（5）在非布司他治疗期间，如果痛风发作，无须中止服药。应根据患者的个体情况，对痛风进行相应治疗。

不良反应：

（1）常见不良反应：肝功能异常，恶心，关节痛，皮疹。

（2）免疫系统异常：过敏反应。

（3）肌肉骨骼和结缔组织异常：横纹肌溶解症。

（4）精神异常：包括攻击性倾向的精神病行为。

（5）肾脏和泌尿系统异常：肾小管间质性肾炎。

（6）皮肤和皮下组织异常：全身性皮疹，Stevens Johnson综合征，皮肤过敏反应。

禁忌：

（1）本品禁用于正在接受硫唑嘌呤、巯嘌呤治疗的患者。

（2）本品禁用于妊娠孕妇及哺乳期妇女。

非布司他片能长期吃吗？

可以，非布司他适用于具有痛风症状的高尿酸血症的长期治疗。但是，长期用药的概念其实很笼统。因为人的健康状况在变，所以医生才会要求患者定期复诊和配药。痛风治疗药物主要包括控制急性发作的药物、降尿酸的药物和碱化尿液的药物。非布司他属于降尿酸药物中的抑制尿酸合成的药物。每种药物都有相应的适应症和禁忌症，具体药物的选择需要由专科医师根据实际情况判断。如果一种药物治疗不能使血尿酸控制达标，则可以考虑联合药物治疗。具体使用时需要先向专业医师咨询，然后根据患者各自情况使用。

常用的抗痛风药物——丙磺舒

适应症：

（1）高尿酸血症伴慢性痛风性关节炎及痛风石，但必须：① 肾小球滤过滤大于50~60ml/分钟；② 无肾结石或肾结石史；③ 非酸性尿；④ 不服用水杨酸类药物者。

（2）作为抗生素治疗的辅助用药，与青霉素、氨苄西林、苯唑西林、邻氯西林、萘夫西林（nafcillin）等抗生素同用时，可抑制这些抗生素的排出，提高血药浓度并能维持较长时间；作为此类作用必须在专业医师指导下使用。

用法与用量：

口服：

（1）慢性痛风的高尿酸血症：成人一次0.25g，一日2次，一周后可增至一次0.5g，一日2次。

（2）增强青霉素类的作用：必须在专业医师指导下使用。

不良反应：

（1）胃肠道症状如恶心或呕吐等，见于约5%的服用者。偶可引起消化性溃疡。

（2）能促进肾结石形成，应保证尿pH值6.0～6.5。大量饮水并同服碱化尿液的药物，以防肾结石。

（3）本品与磺胺出现交叉过敏反应，包括皮疹、皮肤瘙痒及发热等，但少见。

偶引起白细胞减少、骨髓抑制及肝坏死等少见不良反应。

禁忌：

（1）对本品及磺胺类药过敏者。

（2）肾功能不全者。

（3）伴有肿瘤的高尿酸血症者，或使用细胞毒的抗癌药、放射治疗患者，均不宜使用本品，因可引起急性肾病。

注意事项：

（1）下述人员不宜服用本品：老年人、肝肾功能不全、活动性消化性溃疡或病史及肾结石等。

（2）痛风性关节炎急性发作症状尚未控制时不用本品；如在本品治疗期间有急性发作，可继续应用原来的用量，同时给予秋水仙碱或其他非甾体抗炎药治疗。

（3）服用本品时应保持摄入足量水分（日2500ml左右），防止形成肾结石，必要时同时服用碱化尿液的药物。

（4）治疗痛风性关节炎，如患者有轻度肾功能不全，而24小时尿酸排泄量又未超过700mg，一般每天剂量不超过2g。

（5）用本品期间不宜服水杨酸类制剂（包括：水杨酸苯酯、阿司匹林、水杨酸钠、水杨酸甲酯等药物）。

（6）定期检测血和尿pH值、肝肾功能及血尿酸和尿尿酸等。

（7）根据临床表现及血和尿尿酸水平调整药物用量，原则上以最小有效量维持较长时间。

药物相互作用：

（1）饮酒，氯噻酮、利尿酸、呋塞米、吡嗪酰胺以及噻嗪类等利尿药可增加血清尿酸浓度，本品与这些药同用时需注意调整用量，以控制高尿酸血症。

（2）与阿司匹林或其他水杨酸盐同用时，可抑制本品的排尿酸作用。

（3）与吲哚美辛、氨苯砜、萘普生等同用时，后者的血药浓度增高，毒性因而加大。

（4）与各类青霉素、头孢菌素同用时，后者的血药浓度增高，并维持较长时间，毒性因而加大，尤其是对肾脏的毒性。

（5）与口服降糖药同用时，后者的效应增强。

（6）与甲氨蝶呤同用时，后者的血药浓度可能增高，毒性加大。

（7）与呋喃妥因同用时，由于肾小管分泌作用受到抑制，使呋喃妥因在尿中抗感染的疗效减低。

（8）与利福平同用时，因二药被肝脏摄取有竞争，故利福平的血药浓度可增高并时间延长、毒性加大。临床上一般不主张为了提高利福平的血药浓度而两药并用。

（9）与磺胺药同用时，因后者由肾排泄减慢，血药浓度升高。长期共用时应定期检测磺胺药的血药浓度。

慢性痛风与痛风性关节炎的治疗药物——苯磺唑酮

适应症：用于慢性痛风的治疗。也可用于高尿酸血症。同时它还可以主要用于冠状动脉粥样硬化性心脏病（缺血性心脏病）和脑血管疾病的防治，如冠状动脉粥样硬化性心脏病（冠心病）、心肌梗死、短暂性大脑缺血性发作和脑梗死等；也用于防止瓣膜性心脏病动脉栓塞并发症及手术后静脉血栓形成的预防。

用法用量：

口服：每次0.2g，每日4次，连服数月。

注意事项：

与丙磺舒同时使用时，能抑制造血功能，故长期同时应用丙磺舒与苯磺唑酮的患者应定期检查血象，发现有异常时应及时调整治疗方案，咨询专业医师。

只适用于痛风缓解期的治疗痛风的药物——苯溴马隆

苯溴马隆适用于原发性高尿酸血症、痛风性关节炎间歇期及痛风结节肿等。

用法用量：

成人每次口服50mg（1片），每日一次，早餐后服用。用药1~3周检查血清尿酸浓度，在后续治疗中，成人和14岁以上的年轻人每日50~100mg（1~2片），或遵医嘱。

不良反应：

（1）有时会出现肠胃不适感，如恶心、呕吐、胃内饱胀感或腹泻等现象。

（2）极少出现荨麻疹（风疹）。在个别情况下还会出现眼结膜发炎（结膜炎）、短时间的阳痿、变态性的局部皮肤湿疹（皮疹）、头疼和尿意频增感。

（3）据文献报道记载，部分患者服用苯溴马隆有瘙痒感，颜面发红，红斑，光过敏症，浮肿，心窝部不适感等不良反应发生。

禁忌：

（1）对本品中任何成分过敏者。

（2）中至重度肾功能损害者（肾小球滤过率低于20ml/min）及患有肾结石的患者。

（3）孕妇、有可能怀孕妇女以及哺乳期妇女禁用。

注意事项：

（1）不能在痛风急性发作期服用，因为开始治疗阶段，随着组织中尿酸溶出，有可能加重病症。

（2）为了避免治疗初期痛风急性发作，建议在给药最初几天合用秋水仙碱或抗炎药。

（3）治疗期间需大量饮水以增加尿量（治疗初期饮水量不得少于1.5~2升），以免在排泄的尿中由于尿酸过多导致尿酸结晶。定期测量尿液的酸碱度，为促进尿液碱化，可酌情给予碳酸氢钠或枸橼酸合剂，并注意酸碱平衡。病人尿液的pH值应调节在6.5~6.8之间。

（4）在开始治疗时有大量尿酸随尿排出，因此在此时的用药量要小（起始剂量）。

药物相互作用：苯溴马隆促进尿酸排泄作用可因水杨酸盐和苯磺唑酮而减弱。

抗痛风药物的"魔王"——秋水仙碱

之所以称之为"魔王"，是因为该药既可以止剧痛于即时，又能杀人于瞬间。

适应症：治疗痛风性关节炎的急性发作，预防复发性痛风性关节炎的急性发作。

用法用量：口服。急性期：成人常用量为每1~2小时服0.5~1mg（1~2片），直至关节症状缓解，或出现腹泻或呕吐，达到治疗量一般为3~5mg（6~10片），24小时内不宜超过6mg（12片），停服72小时后一日量为0.5~1.5mg（1~3片），分次服用，共7天。预防：一日0.5~1mg（1~2片），分次服用，但疗程酌定，如出现不良反应应随时停药。

不良反应：与剂量大小有明显相关性，口服较静脉注射安全性高。

（1）胃肠道症状：腹痛、腹泻、呕吐及食欲不振为常见的早期不良反应，发生率可达80%，严重者可造成脱水及电解质紊乱等表现。长期服用者可出现严重的出血性胃肠炎或吸收不良综合征。

（2）肌肉、周围神经病变：有近端肌无力或血清肌酸磷酸激酶增高。在肌细胞受损同时可出现周围神经轴突性多神经病变，表现为麻木、刺痛和无力。肌神经病变并不多见，往往在预防痛风而长期服用者和有轻度肾功能不全者中出现。

（3）骨髓抑制：出现血小板减少，中性细胞下降，甚至再生障碍性贫血，有时可危及生命。

（4）休克：表现为少尿、血尿、抽搐及意识障碍。死亡率高，多见于老年人。

（5）致畸：文献报道2例Down综合征婴儿的父亲均为因家族性地中海热而有长期服用秋水仙碱史者。

（6）其他：脱发、皮疹、发热及肝损害等。

禁忌：对骨髓增生低下及肾和肝功能不全者禁用。

注意事项：

（1）如发生呕吐、腹泻等反应，应减小用量，严重者应立即停药。

（2）骨髓造血功能不全、严重心脏病、肾功能不全及胃肠道疾患者慎用。

（3）用药期间应定期检查血象及肝、肾功能。

（4）女性患者在服药期间及停药以后数周内不得妊娠。

特别注意：本品是细胞有丝分裂毒素，毒性大，一旦过量使用，缺乏解救措施，须格外注意进食药物时千万不要过量。

非甾体类抗炎药——替代"秋水仙碱"止痛的重要选择

非甾体类抗炎药指一类具有解热、镇痛，多数还有抗炎、抗风湿作用的药物。由于其化学结构和抗炎机制与糖皮质激素甾体抗炎药不同，故又称为非甾体类抗炎药。

不同种类的非甾体类抗炎药有相同的作用机制。它们都是通过抑制环氧化酶的活性，从而抑制花生四烯酸最终生成前列环素（PGI1）、前列腺素（PGE1、PGE2）和血栓素A2（TXA2）。

前列腺素有许多功能：使血管通透性增加；各种组织动脉扩张；调节肾血流，使肾滤过率增加；促进钠排泄，降低血压；抑制胃酸分泌；使子宫肌纤维收缩，溶解黄体；舒张气管平滑肌；使鼻黏膜血管收缩；抑制血小板聚集；促进骨吸收；抑制甘油脂分解等。

非甾体类抗炎药除了抑制前列腺素的合成外，还可抑制炎症过程中缓激肽的释放，改变淋巴细胞反应，减少粒细胞和单核细胞的迁移和吞噬作用。也正因为非甾体类抗炎药抑制了前列腺素的合成，所以除了有止痛和抗炎作用外，还同时出现相应的副作用。主要表现在胃肠道与肾脏两方面。

非甾体类抗炎药是一个很大的家族，包括：阿司匹林、双水杨酸酯、布洛芬、吲哚美辛（消炎痛）、氟比洛芬、苯氧基布洛芬、萘普生、萘丁美酮（萘普酮）、吡罗昔康（炎痛喜康）、保泰松、双氯灭痛等等。而常用于痛风发作时控制疼痛的有：

1. 吲哚美辛（indomethacin）

别名：消炎痛、氨糖美辛。用法：25mg/次，2～3次/日，餐中服，以后每周可递增25mg至每日总量为100～150mg。不良反应：胃肠道反应，中枢神经系统症状，可引起肝损害，抑制造血系统，出现过敏反应。注意事项：肾功能不全及孕妇禁用，胃十二指肠溃疡及小儿慎用。

2. 布洛芬（ibuprofen）

别名：芬必得。用法：0.2～0.4g/次，3次/日，餐中服。不良反应：本品耐受性良好、副作用低，一般为肠、胃部不适或皮疹、头痛、耳鸣。注意事项：肠胃病患者慎用；有支气管哮喘病史患者，可能会引起支气管痉挛；并用抗凝血剂的患者，应随时监测其凝血酶原时间；孕妇及哺乳期妇女慎用，心功能不全及高血压患者慎用，过量服用可能引起头痛、呕吐、倦睡、低血压，停药后即可自行消失。

3. 双氯芬酸（diclofenac）

25mg/次，3次/日。75mg/次，1次/日，深臀部肌注。

4. 吡罗昔康（piroxicam）

口服，20mg/日，分1~2次服。

痛风急性发作的终极王牌——糖皮质激素

当上述药物治疗无效或者不能使用秋水仙碱和非甾体类抗炎药的患者，可以考虑使用糖皮质激素治疗。如：泼尼松，起始剂量为0.5mg/（kg·d），连续使用3~7天后迅速减量或停药。它具有的特点是起效快、缓解率高，但是停药后容易出现"反弹"现象。

糖皮质激素有哪些副作用？

糖皮质激素虽然号称"王牌"，但可不是患者可以自己随意使用的哦！必须严格在专科医师指导下使用。这里简单介绍糖皮质激素的副作用。

糖皮质激素的副作用之一：物质代谢和水盐代谢紊乱

长期大量应用糖皮质激素可引起物质代谢和水盐代谢紊乱，出现类肾上腺皮质功能亢进综合征，如浮肿、低血钾、高血压、糖尿、皮肤变薄、满月脸、水牛背、向心性肥胖、多毛、痤疮、肌无力和肌萎缩等症状，一般不需特殊治疗，停药后可自行消退。但肌无力恢复慢且不完全。低盐、低糖、高蛋白饮食及加用氯化钾等措施可减轻这些症状。此外，糖皮质激素由于抑制蛋白质的合成，可延缓创伤病人的伤口愈合。儿童可因抑制生长激素的分泌而造成负氮平衡，使生长发育受到影响。

糖皮质激素的副作用之二：诱发或加重感染

糖皮质激素可抑制机体的免疫功能，且无抗菌作用，故长期应用常可诱发感染或加重感染，可使体内潜在的感染灶扩散或静止感染灶复燃，特别是原有抵抗力下降者，如肾病综合征、肺结核、再生障碍性贫血病人等。由于用糖皮质激素时病人往往自我感觉良好，掩盖感染发展的症状，故在决定采用长程治疗之前应先检查身体，排除潜在的感染，应用过程中也宜提高警惕，必要时须与有效抗菌药合用，特别注意对潜在结核病灶的防治。

糖皮质激素的副作用之三：消化系统并发症

糖皮质激素能刺激胃酸、胃蛋白酶的分泌并抑制胃黏液分泌，降低胃黏膜的抵抗力，故可诱发或加剧消化性溃疡，糖皮质激素也能掩盖溃疡的初期症状，以致出现突发出血和穿孔等严重并发症，应加以注意。长期使用时可使胃或十二指肠溃疡加重。在合用其他有胃刺激作用的药物（如阿司匹林等）时更易发生此副作用。对少数患者可诱发胰腺炎或脂肪肝。

糖皮质激素的副作用之四：心血管系统并发症

长期应用糖皮质激素，由于可导致钠、水潴留和血脂升高，可诱发高血压和动脉粥样硬化。

糖皮质激素的副作用之五：骨质疏松及椎骨压迫性骨折

骨质疏松及椎骨压迫性骨折是各种年龄患者应用糖皮质激素治疗中产生的严重的合并症。肋骨与及脊椎骨具有高度的梁柱结构，通常受影响最严重。这可能与糖皮质激素抑制成骨细胞活性，增加钙磷排泄，抑制肠内钙的吸收以及增加骨细胞对甲状旁腺素的敏感性等因素有关。如发生骨质疏松症则必须停药。为防治骨质疏松宜补充维生素D、钙盐和蛋白同化激素等。

糖皮质激素的副作用之六：神经精神异常

糖皮质激素可引起多种形式的行为异常，如欣快现象常可掩盖某些疾病的症状而贻误诊断。又如神经过敏、激动、失眠、情感改变甚至出现明显的精神病症状，某些病人还有自杀倾向。此外，糖皮质激素也可能诱发癫痫发作。

糖皮质激素的副作用之七：白内障和青光眼

糖皮质激素能诱发白内障，全身或局部给药均可发生。白内障的产生可能与糖皮质激素抑制晶状体上皮Na^+-K^+泵功能，导致晶体纤维积水和蛋白质凝集有关。糖皮质激素还能使眼内压升高，诱发青光眼或使青光眼恶化，全身或局部给药均可发生，眼内压升高的原因可能是由于糖皮质激素使眼前房角小梁网结构的胶原束肿胀，阻碍房水流通所致。

尽管大剂量的应用糖皮质激素可起到抗炎、抗过敏、抗中毒、抗休克的作用，但考虑其巨大的副作用，患者用药时还需谨慎。另外糖皮质激素对待肾病的治疗只能起到抗炎的作用，解决不了肾脏缺血缺氧及血流通畅的问题，更不能对已经硬化的肾小球进行降解。所以若想治疗痛风疾病还应寻求针对病因的综合规范治疗方法。

痛风能用中药治疗吗？

痛风的西医治疗均带有严重的副作用，无奈之下，患者渐渐将目光投射到副作用较小的中医上。近年来，中医治疗痛风疗效确切，方法多，渐渐显示出较大的优势。

痛风在中医文献中，又名历节风、白虎风、白虎历节等，属痹症范畴，传统认为是风、寒、暑、湿、燥、火等六淫邪气杂至，痹阻经络，流注关节，客于肌肉筋骨，脉络不通而发病。痛风虽发于关节，但中医认为与肝脾肾密切相关，在治疗红肿、痛胀的表症同时，兼顾保肝、健脾、强肾本源治疗。其思路是疏风通络、清热除湿、散痹消肿、温阳通利、活血化瘀等，与症状相若的风湿类风湿治法接近。用药在西医对症给药的基础上，增加了辨证论治，养治结合，标本兼顾，调整阴阳，燮理五脏的功效，并且具有副作用小、药效较长的优点，可以说，如果确实可以找到好的中医方剂或者优秀的中医师，会远远优于西医给药的效果。中药相对西药具有较大的灵活性，中医师会根据病人情况开出不同的方剂，但总的原则都是讲究组方的君臣佐使，区别只有根据具体病症和医师对某些药材的偏好下药不同。根据文献记载，目前中药治疗痛风的药材多为以下几类，按照功效分为君臣佐使。

第一，祛风湿药：此类药物多为君药，是组方的重中之重。祛风湿药主要具有祛风散寒除湿的作用。此外，部分药物还分别具有舒筋活络、止痛、强筋壮骨等作用。适用于风寒湿邪所致的肌肉、经络、筋骨、关节等处疼痛、麻木和关节肿大、筋脉拘挛、屈伸不利等证。根据祛风湿药的药性、功效特点分为祛风湿散寒药、祛风湿清热药、祛风湿强筋骨药三类。

①祛风湿散寒药：独活，木瓜，威灵仙，海风藤，老鹳草，乌梢蛇，川乌（草乌，有大毒），雷公藤（有大毒）等。本类药物多辛苦温，入肝脾肾经。辛以祛风，苦以燥湿，温以胜寒，具有祛风湿、散寒止痛、舒筋、通络等作用。

②祛风湿清热药：秦艽，防己，桑枝，海桐皮，臭梧桐，丝瓜络，络石藤。本类药物多辛苦寒，入肝脾肾经，辛散苦泄寒清，故多具有祛风胜湿、通络止痛、清热消肿等作用。

③祛风湿强筋骨药：狗脊，千年健，桑寄生，南五加皮，北五加皮（有小毒）。本类药物既能散风除湿以祛邪，又能补益肝肾以强身，最适于风湿痹痛兼肝肾亏虚之证。祛风湿，强筋骨，利尿，也是滋补强身佳品。

第二，利水渗湿药：凡功能通利水道、渗除水湿的药物称为利水渗湿药。此类药材通常做臣药入伍，也有部分医师以本类药材为君药，不一而同。利水渗湿药：茯苓，薏苡仁，泽泻，车前草，滑石，萆薢，金钱草，玉米须，葫芦等。本类药物通利小便，使尿量增加，可以降低尿酸含量。主要适用于小便不利、水肿、淋症等病症；对于湿温、黄疸、湿疮等湿热为患，亦具有治疗作用。

第三，活血药：一般作为佐药，用作加速气血运行，加速排酸力度和消肿。一般分为活血止痛药和活血调经药。

①活血止痛药：川芎，延胡索，郁金，姜黄，乳香，没药，五灵

脂，夏天无等。本类药物多具辛味，辛散善行，既入血分，又入气分，活血每兼行气，有良好的止痛效果，主治气血瘀滞所致的各种痛证，如头痛、胸胁痛、心腹痛、痛经、产后腹痛、肢体痹痛、跌打损伤之瘀痛等。也可用于其他瘀血病证，具有通利血脉、促进血行、消散瘀血的功效。

②活血调经药：丹参，红花，桃仁，益母草，泽兰，牛膝，鸡血藤，王不留行。凡以调畅血脉、通经止痛为主要功效的药物，称活血调经药。本类药物性能大多辛散苦泄，主归肝经血分，具有活血散瘀之功，尤善通畅血脉而调经水。主治血行不畅所致的月经不调、痛经、经闭及产后瘀滞腹痛；亦常用于瘀血痛证，癥瘕，跌打损伤，关节不利，痹症麻木，疮痈肿毒。

第四，解表药：此类药材多半作为使药，以发散表邪，解除表证，能促进肌体发汗，使表邪由汗出而解，从而达到治愈表证，即《黄帝内经》所谓："其在皮者，汗而发之。"痛风选药主要是解表药中兼能利水消肿、止咳平喘、透疹、止痛、消疮的几种。解表药：麻黄，桂枝，紫苏，生姜，香薷，防风，羌活，白芷，藁本，苍耳（小毒）。本类药材痛风组方多选择具有解除风寒表证、风湿痹证以及水肿功效的。

第五，外治疗法：除了服药，中医还有诸如泡浴、外敷、拔罐、针刺、艾灸、刮痧、穴位按摩、电针（中西结合）、小针刀（中西结合）、放血等外治疗法，除去外敷是透皮原理外，其他的疗法原理多半是，通过对人体的刺激作用，激活全身免疫系统，使局部血液、淋巴循环加快，加速炎症组织的清除吸收。所以对病损组织的修复以及诸病代谢产物吸收十分有利。可以说理论上这些疗法都肯定会有一定的效果，但是，人体的内调节是需要较长时间的，对于痛风这样的急性发作顽疾，短时间很难见效，也不容易改善尿酸水平，因此多数患者的诊治效果都不够理想，所以，外治疗法只能做辅助。所有的外治疗法中，外敷是痛风患者最具可实践性的治疗手段，而且即使有毒性的药材外敷也不会有太大风险，大家可以试试看。要说明的是，每个人体质不一样，

49

不能保证每一个方子都适合大家，建议如果一种效果甚微，那下次发作换另外的试试看，相信总有一副适合你。中药外敷：运用调制后中药粉末，敷于患处，并略大2厘米，根据"透皮"吸收理论，根据不同中药的理化作用，通过"体表穴位——经络通道——络属脏腑"的传递，达到治疗目的。

痛风主要有哪些证型？

（1）瘀浊阻络型：此类痛风，一般患者病情严重，持续时间长、久治不愈。在脉象上，十分细涩。中医在治疗时，多以化痰通络、活血化瘀为主。症状上，舌暗有瘀、骨节僵硬、疼痛剧烈、关节暗红、反复发作，骨节变形。

（2）湿热痹阻型：湿热痹阻也是中医痛风的常见症状类型，它的具体表现是：患者的脉象滑、数。对于此类症状，中医在治疗上，以活血通络、清热除湿，进行调理、治疗。多表现为，关节红肿、活动受阻、肿胀疼痛、舌红苔黄、日轻夜重。

（3）脾虚湿阻型：脾虚湿阻是常见的痛风中医证型，专家指出：这种类型的痛风患者的表现是在脉搏上，小数而脉濡。应以泄浊通络、健脾祛湿之法治疗。主要表现为，自觉气短、纳呆不饥、关节畸形、部位僵硬、关节酸楚、关节沉重。

哪些中药可以降尿酸？

降尿酸的中药有很多，临床上常用的有土茯苓、萆薢、威灵仙、秦皮、灵芝、薏苡仁、木瓜、车前草（车前子）、枸杞子、蒲公英、泽泻、玉米须等。但是具体使用时须根据患者具体情况辨证加减运用，切勿单味药物大剂量长期食用。

什么是食疗？痛风能够运用食疗吗？

食疗又称食治，是在中医理论指导下利用食物的特性来调节机体功能，使其获得健康或愈疾防病的一种方法。食疗是中国人的传统习惯，通过饮食达到调理身体、祛除疾病、强壮体魄的目的。食疗文化源远流长，食疗是一种长远的养生行为。以前的人通过食疗调理身体，现今的人通过食疗减肥、祛病、延年。食疗是一种健康的健体之道。

更经典的说法是：食物是人类治病最好的药品，食疗就是用食物代替药物而使疾病得到治疗、使细胞恢复功能、使人体恢复健康。高级均衡营养能增强细胞营养代谢功能，使细胞获得了强大的能量；同时能激活细胞健康免疫基因，使细胞免疫活性增加、免疫细胞的数量成倍增加；能使免疫细胞有能力释放大量的特异性免疫球蛋白，直接杀死侵入细胞的细菌病毒，直接中和清除被细胞吸收的物理化学物质；强壮的免疫细胞可直接吞噬病死的细胞和废弃的代谢物，帮助功能低下的细胞恢复功能，以达到治疗疾病的目的。有"医药之父"之称的希波克拉底说过：药物治疗，不如食物治疗，食物是人类治病的最好药品。他相信人体天赋的自然免疫力是疾病真正的终结者。

"药食同源"是中华原创医学之中对人类最有价值的贡献之一。五谷杂粮，有益于人类而无害于身体，因而性"中"。这是中华原创医学选择食品最主要的标准。这个标准是建立在"以人为本"的基础上，而不是建立在以实验动物"检验"的客观基础上。

中医历来强调"药疗不如食疗"，以食物为药物具有以下几大突出的优点：

一、长期使用药物治病往往会产生各种副作用和依赖性，还可能对人体的健康造成影响；而食疗相对安全有效，毒副作用小。

二、食疗使用的都是我们日常生活中常见的食物，价格低廉，让我们在日常用餐中便可达到调理的目的，这是昂贵的医药费所无法比拟的。

三、食物为药还具有无痛苦的优点，让人们在享受美食的过程中祛除病痛，避免了打针、吃药，甚至手术之苦。

有此几大药物无法可比的优点，我们又怎能不以食物为药、以食疗治病呢？当然，食疗是最好的偏方，食疗确实对防病治病有很好的功效，有不同于药物治疗的优点，但不等于食疗能包治百病，也不能因此代替药物治疗。如果病情加重，或者应用食疗后疾病不减轻，应该请医生指导。

任何事物都有两面性，食疗虽好，却难有药疗见效快。但只要长期坚持，必有所获，而且常常是非常大的惊喜。

期待今天吃了明天就好，是不切实际的想法，即使再昂贵的西药也不会有那样神奇的效果。一般来说，食疗体现效果，最少也要半月以上，多数人群需要1~3个月，甚至1年以上，具体要看患者病情，看病人体质，更要看食疗产品的品种和质量。综上所述，食疗的应用原则要选择正确的品种，持之以恒，肯定会受益无穷。

目前治疗痛风的现状是，西药治标，缓解症状比较快，但副作用大，易造成难逆转的内脏损害；中药虽追求治本，但服用疗程长，见效稍慢，同时极少部分中药也存在"是药三分毒"的禁忌，其他诸如外治疗法多半见效慢，耗时长，费用高昂，家庭施行不易，更加让人纠结。所以，安全、有效、易于实施的痛风食疗的意义就更加深远重大。事实上，患者唯一并且最好的选择，就是根据自身情况，综合运用各种疗法，本着先治急症，愈后预防，日常保健的思路，最大程度地避免痛风频频发作，进而能享受和普通人一样的生活。这其中，痛风的预防和保健，是最为关键的环节，而食疗以其安全、廉价、无毒副作用的优点，成为痛风保健环节的重中之重。食疗里面最广为人知的就是樱桃、灵芝、土茯苓、薏米仁、木瓜、百合、车前子（草）、玉米须、枸杞、蒲公英、葫芦科植物等。

泌尿系统痛风结石的治疗方案是怎样的？

（1）低嘌呤饮食并保持充足尿量：痛风患者每日饮水不应少于3000毫升，保持每日尿量在2000毫升以上，以利于尿酸的排出；必要时可在充分补足水分的前提下给予利尿剂如速尿等帮助排尿。

（2）碱化尿液：根据尿酸盐溶解度，pH值为5.0时，每升尿可溶解80毫克尿酸，pH值为7.0时，可溶解154毫克。因此，如能碱化尿液至pH值接近7.0时，不仅可预防尿酸性肾结石的发生，而且可溶解业已形成的结石。当尿pH值小于6.0时，必须加用碱性药物，口服小苏打，每日3.0~4.0克，分次服用；口服枸橼酸合剂（枸橼酸40克，枸橼酸钠60克，枸橼酸钾60克，橙皮酊6.0毫升，加85%的糖水至600毫升），每日4次，每次10~30毫升。静脉注射法疗程短，常用0.167摩尔/升乳酸钠溶液。短期注入大量碱性药物，应密切监测血压、血尿酸、尿pH值及心肺功能。乳酸钠输入3~4小时后，尿pH值可维持在7.0~7.5，平均约需静点7天，结石在3~10天消失。目前，有人主张日间用静脉滴注法，睡眠时用口服法，更有利于结石迅速溶解。

（3）外科治疗：适用于结石较大，经内科治疗不易排出体外，并引起明显的临床症状及痛风并发症者。包括体外超声碎石，经皮肾镜取石及手术切开取石。尿酸性肾结石多数与尿酸代谢紊乱有关，在外科治疗的同时，更要强调药物及饮食等联合治疗，以防止结石复发和溶解残余结石。

（4）合理选择降尿酸药：别嘌醇可防止尿酸结石形成，用于饮食控制效果不佳的由痛风引起的并发高尿酸血（尿）症。可采用0.1克，每日3次，口服，必要时可增加用药剂量。

为什么痛风患者使用阿司匹林宜谨慎？

我们已经清楚，痛风是由于嘌呤代谢紊乱导致血尿酸增加而引起组织损伤的一组疾病，也就是说痛风的发生与血中尿酸水平（即血尿酸浓度）关系密切；而血液中的尿酸大部分经肾脏排出体外，但是阿司匹林能影响肾脏对尿酸的排泄，从而影响血尿酸水平。

不过，阿司匹林对于尿酸排泄的影响，因每天服用的剂量不同而不同。如果每天服用的阿司匹林在1~2克，肾脏排尿酸的能力就会减弱，容易使血尿酸过高，引起痛风发作，也可能因抑制肾小管排泄尿酸，诱发高尿酸血症。

服用阿司匹林预防心脑血管疾病，每天的剂量不会超过0.5克。有研究表明，这样的剂量对尿酸排出的影响是：服用的第一周，排出的尿酸会稍稍减少，使血尿酸稍稍增高；但到了第二周，就逐渐恢复正常，最后基本与常人无异。

因此，一般的痛风病人，服用阿司匹林预防心脑血管疾病，其实不必疑虑。毕竟比起痛风，心脑血管疾病的后果要严重得多。只要在医生指导下慎重地使用，定期监测血尿酸和肾功能情况即可，必要时可适当加大降尿酸药物的剂量。

痛风急性发作时，尤其是在夜半，患者往往疼痛难忍，此时痛风患者常常会服用阿司匹林来解痛，其实只要不是大剂量使用，小剂量服用阿司匹林，通常是每天75~100毫克，并不会对痛风患者有直接损害。但因为随着现代药物学技术的进步，上市的有效药物越来越多，痛风与高尿酸血症患者应该尽可能在专科医师指导下避免使用阿司匹林。

痛风患者可以使用音乐治疗法吗？

现代医学认为，心理、社会因素是诱发和加重痛风病情的重要因素，而且痛风患者也大多存在着各种情绪异常，如紧张、忧虑、烦躁等。音乐疗法具有利用音乐引起人的身心变化的艺术魔力，充分地发挥其怡神养性、以情制情的作用，从而改善痛风病人的情绪障碍，去除诱因，达到痛风的治疗目的。

对于痛风患病人群，可结合其个人情绪、心理进行一些音乐治疗，随音乐节奏与旋律的变化，通过心神影响与其相应的脏腑，而发生喜、怒、哀、乐、惊的情志波动。节奏鲜明的音乐能振奋精神，舒缓的音乐有轻快之感，可缓和紧张与疲劳，以达到痛风的治疗目的。

痛风的治疗期间，痛风患者常见的心理障碍有：忧思过度、心烦不安、紧张恐惧、急躁易怒等。因此，凡是能缓解病人忧思、心烦、紧张、恐惧、急躁、悲伤的音乐都可以在痛风的治疗期间被采用。

五、饮食调控可预防痛风

痛风的三级预防

（1）一级预防：饮食控制：痛风患者应采用低热能膳食，以保持理想体重。同时，避免高嘌呤食物，主要包括动物内脏、沙丁鱼、蛤、蛇等，海味及浓肉汤，其次为鱼虾类、肉类、豌豆等。各种谷类制品、水果、蔬菜、牛奶、奶制品、鸡蛋。豆腐豆浆含嘌呤中等，宜限量食用。严格戒饮各种酒类，多饮水保持尿量。

（2）二级预防：避免促使尿酸盐结晶的诱因：避免受凉受潮、过度疲劳、精神紧张，穿鞋要舒适，防止关节损伤，慎用影响尿酸排泄的药物，如利尿剂、小剂量阿司匹林等。对有典型关节炎发作表现，具有家族史的中老年男性应考虑本病，以便做到早期诊断。

（3）三级预防：对巨大的痛风结石如有穿破的危险，或在关节邻近影响关节功能者，应考虑手术切除。对已穿破形成窦道者，可将尿酸盐结晶刮除，等肉芽组织形成后再植皮。如关节已有严重破坏者，必要时可作关节融合。

预防痛风有哪些饮食须知？

（1）限制嘌呤摄入量：正常人每天摄入嘌呤量为600~1000mg，而痛风病人每天摄入嘌呤量应低于正常人的摄入量。为减少嘌呤摄入量，痛风病人应少吃含嘌呤多的食物，比如内脏、豆类、蘑菇、龙须菜等，可适当吃含嘌呤少的食物，比如鸡蛋、乳酪等。

（2）限制总热量：肥胖的痛风病人要限制总热量，适当减肥，避免继续发胖，影响疾病治疗。少吃糖可以降低机体对嘌呤的敏感性，防治疾病。

（3）限盐和刺激性食物：盐可使体内水分滞留，不利于尿酸排出。经常食用含钠盐高的食物，会加重病情，因此要少吃。另外，刺激性食物也不利于疾病治疗，会增加机体敏感性，应尽量少吃，比如辣椒、大蒜、咖啡、浓茶等。

（4）增加维生素B、C和水分的供给：橙子、梨子、苹果、香蕉等都富含维生素，能促使体内尿酸盐类溶解，多吃这些水果能防治痛风。多喝水对身体有益，能促进排泄。另外，尿酸在碱性环境中易于溶解，多吃含碱性的食物，多喝矿泉水，能改善症状。

饮食预防痛风有哪"三多三少"？

①多饮水，少喝汤：加快尿酸排出，减少尿酸生成。②多吃碱性食物，少吃酸性食物：有利于碱化体液，加速尿酸排出。③多吃蔬菜，少吃饭。

饮食预防痛风发作的"三低三忌"是什么？

（1）"三低"：

低嘌呤饮食：动物内脏、骨髓、沙丁鱼、凤尾鱼、蚝、蛤、蟹、浓肉汤及菌藻等为高嘌呤食物，可诱发痛风急性发作，应禁吃；虾、肉类、干豆类、菠菜、蘑菇、芦笋等，含嘌呤量也较多，应少吃。牛奶、鸡蛋、水果、植物油、蔬菜应首选。

低蛋白、低脂肪饮食：蛋白质可控制在40~60克/日，以植物蛋白为主，动物蛋白可选用牛奶、鸡蛋，尽量不吃肉类、禽类、鱼类等；脂肪可减少尿酸的正常排泄，故应控制在50克/日左右。

低盐饮食：食盐中的钠有促使尿酸沉淀的作用，加之痛风患者多合并有高血压病、冠心病及肾病，所以痛风患者每天钠盐的摄入量不得超过6克。

（2）"三忌"：

忌酒。乙醇代谢使血乳酸浓度增高，乳酸可抑制肾脏对尿酸的排泄作用，如果血液中乳酸水平较长期持续高于20~25mg/dl时，则肾对尿酸的排泄量明显减少。啤酒中含嘌呤亦很高，因此必须严格戒酒，以防痛风发作。

忌服降低尿酸排泄药物。如利尿剂、阿司匹林、免疫抑制剂（如硫唑嘌呤、甲胺蝶呤、青霉胺、雷公藤总甙）等，因以上药物均可加重高尿酸血症，引起痛风发作，加快痛风结节肿的形成。

忌肥胖。肥胖不仅加重高脂血症、高血压病、冠心病及糖尿病等，而且可使血尿酸升高。因此，肥胖者要多动、少吃，每日热量摄入要较正常人减少10%~15%以减低体重。

什么是痛风饮食"一限三低"原则？

（1）**急性期限用高嘌呤的食物**：选用不含嘌呤或含嘌呤很少的食物，防止摄入过多外源性嘌呤，增加体内尿酸的生成，进而加重病情。这类食物有：牛奶、鸡蛋、精白面、米、面条、饼干、卷心菜、芹菜、黄瓜、萝卜、土豆、茄子、山芋、南瓜等。单纯高尿酸血症期或缓解期人群可以选用含少量嘌呤的食物，即100克食物中含嘌呤总量少于75毫克的食物，尽量少喝肉汤。

（2）**降低食物摄入总量，保持正常体重**：肥胖是痛风的危险因素之一，减肥是治疗痛风的基础。最好以精白米、面粉作为能量的主要来源，能最大限度地减少外源性嘌呤的摄入，同时其代谢产物还有利于尿酸的排泄，是痛风人群的理想主食。

（3）**降低蛋白质摄入量**：许多含蛋白质丰富的食物中核酸的浓度相对较高，分解后生成嘌呤也多，因此不宜过多摄入，每天应保持在50~70

克（0.8~1.0克/千克），饮食要以植物蛋白为主。需要提醒的是，鸡蛋和牛奶中不含核蛋白，不会引起尿酸升高，可以作为主要的蛋白类食物。酸奶中含乳酸较多，乳酸会造成尿酸排泄减少，对痛风病人不利，所以应尽量少食用。

（4）**吃低脂食物**：脂肪会妨碍肾脏排泄尿酸。过多的脂肪在体内堆积会导致肥胖，影响嘌呤的正常代谢，诱发和加重痛风。高尿酸患者应该避免吃脂肪含量高的食物，如肥肉、油炸食品、奶油蛋糕等。尽量减少食用油摄入量，多采用清蒸、白煮、炖等烹饪方法。

什么是痛风饮食的"两多一不准"？

（1）**多吃水果、蔬菜**：这类食物富含维生素C以及B族维生素，可以改善组织的营养代谢，调理嘌呤代谢。此外，水果蔬菜还有助于尿液的碱化，利于体内尿酸的清除。

（2）**多喝水**：充足的水分可以帮助组织中尿酸盐的溶解，防止尿酸结晶在组织中沉淀。建议肾功能正常者每天的饮水量（汤、饮料、水）保持在2000毫升以上。

（3）**不准饮酒**：酒精可能造成机体内乳酸堆积，影响尿酸排泄。啤酒属高嘌呤饮料，会明显增加体内尿酸的含量，诱发痛风的急性发作。因此，痛风病人应该禁酒。

合理饮食预防痛风有哪"六不要"？

（1）**啤酒、烈性酒不要饮**：酒是痛风急性发作的主要诱因。饮酒会引发尿酸增高，造成体内乳酸堆积，从而抑制尿酸排泄。特别是啤酒，在发酵酿制过程中会产生大量嘌呤，从而使血尿酸升高。据检测，正常人饮一瓶（640毫升）啤酒，血尿酸升高一倍。

（2）**火锅不要吃**：火锅原料主要是虾、牛羊肉、动物内脏、海鲜、贝类、蘑菇等富含嘌呤的食物。据测试，涮一次火锅比一顿普通餐摄取的嘌呤高10倍，甚至数十倍。同时因为久煮后食材的细胞壁被大量破坏，所含有的嘌呤大部分释放，导致汤液嘌呤浓度升高。

（3）酸奶不要喝：酸奶中的乳酸可干扰尿酸排泄，加重病情。

（4）浓茶不要饮：痛风患者不宜喝浓茶，提倡喝白开水或淡茶。

（5）豆浆要宜量：黄豆是中等嘌呤食物，嘌呤是亲水物质，豆类及豆制品食用要宜量。

（6）粗粮不要多吃：玉米、高粱、黑面粉、荞麦、燕麦、糙米、山芋中嘌呤含量高于细粮。

合理饮食预防痛风有哪"六要"？

（1）嘌呤摄入要限制：痛风患者饮食调理的核心是要限制外源性嘌呤的摄入。痛风急性期，应选用低嘌呤含量的食品，糖尿病患者在总量控制的情况下，可食用精细饭、馒头、西红柿、黄瓜、水果、蛋、鲜奶。高尿酸血症（无症状期）、间歇期、慢性期从食物中摄取的嘌呤应低于正常人，宜选用植物性谷类蛋白（因谷类碳水化合物可促进尿酸排泄）为主，搭配低嘌呤含量的奶、蛋，酌情选用中嘌呤含量的鱼、禽、肉，但只可食肉，莫喝汤（据检测50%嘌呤溶于汤内）。

（2）总热量摄入要适当：糖尿病患者要适当控制总热量的摄入，逐渐减轻体重，使体重达到或接近理想范围，以利于减轻痛风症状。碳水化合物的摄入约占总热量50%~60%即可。

（3）蛋白质、脂肪摄入要合理：痛风患者每日从膳食中摄入的嘌呤应控制在250毫克内（正常人600~1000毫克/日）。蛋白质摄入过多，可增加尿酸的生成，加重病情，应约占总热量的15%~20%。蛋白质的供应以植物性谷类蛋白为主，搭配低嘌呤的蛋、奶动物性蛋白。每天可吃1个鸡蛋，喝2袋牛奶（晨起、晚睡前各1袋）。脂肪的摄入约占总热量的20%~25%。高脂肪饮食影响尿酸排泄，因此，动物油脂、肥肉、禽肥皮应避免食用。

（4）菜肴要清淡：与糖尿病饮食原则一样，倡导低脂、低糖、低盐膳食。多采用拌、蒸、煮、烩烹饪方法，少采用煎、炒、油炸。合并有高血压的患者，更要限制食盐摄入，因为食盐能促使体内水钠潴留，妨碍尿酸排泄，每日食盐摄入量应控制在5克以内。辛辣刺激性食物也不宜多吃。

（5）维生素、无机盐摄入要丰富：在总量控制的情况下，多吃白菜、黄瓜、胡萝卜、西红柿、桃、梨、苹果等低嘌呤的蔬菜及水果类碱性食物，使体液呈弱碱性，能促使尿酸盐结晶溶解和尿酸排泄，从而降低血尿酸水平。蔬菜、水果还为机体提供了丰富的维生素、无机盐和膳食纤维，维生素B_1、C能促使组织、器官内沉积的尿酸盐结晶溶解和排泄。

（6）水的补充要充足：水，既是尿酸的溶解剂，又可促使尿酸排泄，为防止尿酸盐结石的形成，要养成喝水的好习惯，不渴也喝。每天饮水2500~3000毫升，保持尿量每日2000毫升以上。

预防痛风的最佳食品有哪些？

（1）芹菜——能利尿，促进尿酸排出：芹菜中含有胡萝卜素、维生素B_1、维生素B_2、维生素C、钾、钠、镁、食物纤维等多种成分。其中能有效防止尿酸蓄积的是钾。钾有很强的利尿作用，使尿酸随着尿一同排出。因此，芹菜可以视为天然的利尿药。芹菜中含有的钾和食物纤维有降血压作用，对于痛风并发症之一的高血压也有良好效果。芹菜在经过水洗和加热之后再食用，容易使钾流失掉。为了有效地摄取芹菜中的钾，水洗时尽量迅速而轻轻地洗，洗之后充分除去水分，然后凉拌生吃。另外，因为芹菜叶子里面含有丰富的胡萝卜素和维生素B_1、维生素B_2和维生素C，所以叶子不要扔掉，最好一起吃。

（2）西红柿——碱化尿液，溶解更多尿酸：西红柿是碱性食品，可促进尿酸的排泄。因为尿变成碱性后，就易于溶解尿酸，从而将尿酸顺利地排出。此外，由于碱性食品有净化血液的功效，西红柿也有助于排出血液中的尿酸。西红柿中含有食物纤维、果胶、柠檬酸、草果酸、维生素、钾、磷、氨基酸、碳水化合物、番茄红素等丰富的成分，具有各种不同的功效，它还有清肠、解热、改善高血压和肝病的作用。高尿酸血症易导致高血压等并发症。西红柿中所含的钾除了利尿作用之外，还有降低血压的作用，维生素类有强化血管、减少胆固醇的作用。而番茄红素有很强的抗氧化作用，能预防动脉硬化。也就是说，西红柿能从多方面预防高尿酸血症的并发症。比起西红柿，西红柿酱、西红柿沙司以及西红柿汁中含有丰富的钾。西红柿汁以旺季的西红柿为原料，每190克中含有高达500毫克的钾。需要注意的是，有高血压倾向的人，最好选择未添加食盐的西红柿汁加以食用。

（3）问荆茶——调整肾脏和膀胱的功能：问荆茶又名笔头菜，其在很早以前就作为治疗肾脏和膀胱疾病的草药，具有溶解结石的作用。这是问荆中叶绿素和硅作用的结果。叶绿素有利尿作用，所以在饮用问荆茶后会大量地排尿。随着尿一起，尿酸也排出了，所以可以降低尿酸水平。叶绿素还有止血、消炎和强肝的功能。除此之外，问荆中还含有硅、磷、钙、镁、铁等矿物元素，硅能降低胆固醇水平，预防动脉硬化等高尿酸血症的并发症，同时作用于红细胞，向血管中运送氧气，净化血液。问荆的采收期一般是每年的4月到7月，采摘，干燥后，加水慢慢熬煮即可制成问荆茶。问荆茶味道很淡，也可以和草药茶或其他茶一起混合饮用。

（4）矿泉水——增加尿量，预防并发症：水分不足时，尿量会减少，尿酸的排泄量也会相应减少。如果尿中的尿酸浓度上升，就容易形成尿道结石，引发痛风。为了迅速将尿酸排出体外，降低尿中的尿酸浓度，预防结石，必须充分摄入水分，增加尿量。矿泉水在补充水分的同时还能补充钾、钙、镁等矿物质，对身体非常有益。这些矿物质还具有利尿、调整血压的功效，所以可以预防高尿酸血症的并发症。

痛风常见的食疗食物有哪些？

（1）樱桃：补中益气，祛风胜湿，主水谷痢，止泄精。主治病后体虚气弱，气短心悸，倦怠食少，咽干口渴，及风湿腰腿疼痛，四肢不仁，关节屈伸不利，冻疮等病症。樱桃疗法和苹果醋疗法在欧美流行甚广，取得了一定的效果。

（2）葫芦科植物：是植物界中的一个科，仿佛是专门为了痛风患者而创造的物种。其中包括黄瓜、南瓜、丝瓜、甜瓜、西瓜、冬瓜等常见的蔬菜和瓜果，基本名称带瓜的，都是葫芦科植物。葫芦科植物全部具有消肿、利尿、高钾等有利于排酸和预防痛风急性发作的功效，所以，强烈建议病友多多食用葫芦科植物做日常保健蔬菜。

（3）灵芝：是五脏皆补的一味好药。味甘、微苦，性平，归心、肺、肝、肾经。能补气养血，养心安神，止咳平喘。主治虚劳、咳嗽、气喘、恶性肿瘤、失眠、消化不良、保肝脏、降血糖、降血脂、抗衰老、提高免疫力等。用灵芝粉治疗痛风，在台湾颇为流行，效果不错。

（4）土茯苓：味甘淡，性平，归肝、胃、脾经。功能：解毒，除湿，利关节。土茯苓主治：梅毒，淋浊，筋骨挛痛，脚气，疔疮，痈肿，瘰疬。多篇医学论文研究结果表明，土茯苓可增加血尿酸的排泄，适用于痛风的防治。最简单的办法是做土茯苓粥，或者食用以土茯苓为主要成分的龟苓膏。

（5）薏米仁：又名薏仁、薏苡仁、苡米、苡仁、土玉米、薏米、起实、薏珠子、草珠珠、回回米、米仁、六谷子。是常用的中药，又是普遍、常吃的食物，性味甘淡微寒，有利水消肿、健脾去湿、舒筋除痹、清热排脓等功效，为常用的利水渗湿药。薏仁又是一种美容食品，常食可以保持人体皮肤光泽细腻，消除粉刺、雀斑、老年斑、妊娠斑、蝴蝶斑，对脱屑、痤疮、皲裂、皮肤粗糙等都有良好疗效。

（6）百合：养阴清热，滋补精血。味甘，气平，无毒。入肺、脾、心三经。安心益志，定惊悸狂叫之邪，消浮肿痞满之气，止遍身疼痛，利大小便，辟鬼气时疫，除咳逆，杀虫毒，治痈疽、乳肿、喉痹，又治伤寒坏症，兼能补中益气。这里要说明，百合含有微量的秋水仙碱，极其微量，而且加热会破坏大部分，所以痛风患者不用忧虑，恰恰是这微微的含量，可以随时抑制炎症的发生，再加上其他有效成分，对身体非常有益。

（7）车前子（草）：清热利尿，渗湿止泻，明目，祛痰。主小便不利，淋浊带下，水肿胀满，暑湿泻痢，目赤障翳，痰热咳喘。车前子（草）除了有利尿作用以排酸外，还可促进关节囊滑膜结缔组织增生，从而能使松弛的关节囊恢复原有的紧张度，是不可多得的药食同源的好食材。此药在全国的田间地头都有，极易采集。

（8）玉米须：中医认为，玉米须性味甘淡而平，入肝、肾、膀胱经，有消肿利尿，降血压，降血糖，平肝利胆和排除结石作用，主治急慢性肾炎、水肿、急性胆囊炎、胆道结石和高血压等。现代药理研究表明，玉米须含大量硝酸钾、维生素K、谷固醇、豆固醇和一种挥发性生物碱。有利尿、降压、降血糖、止血、利胆等作用。

（9）枸杞：枸杞性甘平，归肝肾经，具有补肾益精，养肝明目，补血安神，生津止渴，润肺止咳，降血压，降血糖，抗肿瘤的作用。每天服用剂量以超过20克为佳，避免上火，同时要注意，在痛风急性期、感冒期间、身体有炎症期间不宜服用，免得加剧病情。另外，枸杞只有产自宁夏的药性最强。

（10）蒲公英：性平，味甘，微苦。可清热解毒，消肿散结。有显著的催乳作用，治疗乳腺炎十分有效。无论煎汁口服，还是捣泥外敷，皆有效验。此外，蒲公英还有利尿、缓泻、退黄疸、利胆、助消化、增食欲的功效，可治疗胃及十二指肠溃疡，还可防治胃食管癌及各种肿癌等。对于痛风患者消肿、排酸有不错的效果。

（11）木瓜：木瓜素有"百益果王"之称，对于人身体的保健具有良好的作用，它的活性成分主要是番木瓜碱，番木瓜碱能够起到解痉祛风、降低嘌呤吸收量的作用，因此，痛风病患者单纯地食用木瓜来治疗痛风也是一个不错的选择。

（12）乌梢蛇：乌梢蛇在我国分布广泛，具有祛风、通络、定惊的功能。治疗痛风的主要成分是乌梢蛇里面所含有的多种氨基酸，能够对痛风病人起到祛风、通络、止痉的作用。

（13）蝮蛇：是我国各地均有分布的一种小型毒蛇，除了能够食用外，蝮蛇还具有很高的医药价值。蝮蛇所含有的精氯酸醋脂、精氯酸酰脂就是痛风排酸胶囊里面的活性成分，精氯酸醋脂、精氯酸酰脂能够起到祛风、攻毒的效果。

（14）龙眼肉：中医认为，龙眼具有健脾止泻、利尿消肿等功效。龙眼肉里面的缬草酸、柠檬烯具有调气舒肝、利五脏、排酸的功效，也是痛风排酸胶囊的重要组成成分。

（15）槐米：槐米中含有的芸香甙、槐花素对于治疗痛风有极好的疗效，芸香甙、槐花素作为痛风排酸胶囊里的活性成分，能够起到清肝降火、润燥滑肠的作用。

痛风的十大诱因及其预防

（1）嗜食高嘌呤食品：嗜食高嘌呤食品这是最主要的诱因，患者的脏器处理尿酸的能力本来就弱，大负荷地进食高嘌呤食品，势必造成五脏失调，而先天有基因缺陷的肾脏无法处理产生的大量尿酸，结果血尿酸增多的同时在各关节沉淀结晶，导致痛风急性发作。预防：严格遵守痛风禁食食品，多吃具有辅助疗效的食品，特别是具有消肿、排酸功效的食品。

（2）天气变化（特别是低温）：天气的剧烈变化，人体易感外邪，受到强烈刺激后人体内系统也会产生相应变化，某些变化的结果导致痛风发作。事实证明，在同样的饮食和生活习惯下，气候剧烈变化的日子是痛风的多发期，特别是降温、降雨、湿潮天气。最具代表的就是痛风患者对于低温非常敏感。发作率冬季明显多于夏季，夜里多于白天。急性痛风多发作于半夜，部位是脚趾，这是因为夜晚温度比白天低，而脚趾本身血管就比较稀疏，再加上离心脏距离最远，血温也远比其他关节要低，所以痛风最容易在半夜的时候，在脚趾发作。另外，有部分患者夏季多发于冬季，多半都是因为夏季多饮酒、多应酬的原因，事实上，在条件一致的情况下，冬季发作概率更大。预防：根据天气变化，及时增减衣物，尽量远离潮湿环境和避免大风大雨的时候在室外活动。同时也尽量不要吃冷硬食品，少接触冷水。

（3）饮酒：酒类可促进血液循环，小服有益，但对于痛风患者来说却是一剂慢性毒药，嘌呤极高的啤酒自不必说，其他酒类的酒精成分对于人体也是一种毒素，让患者本已脆弱的肝肾脾不堪重负，进而受损。可以说酒精在人体的代谢过程中，每一环节都会对患者的健康造成威胁。据说，元世祖忽必烈晚年就因饮酒过量而饱受痛风之苦。预防：必须戒酒，远离含有酒精的食物，对于治病的药酒也不例外。

（4）运动不当，关节负荷过度：适当的体育运动能有效提高体质，但对于很多痛风患者来说，高强度运动对于病情是雪上加霜，剧烈运动不但会使人体大量失水，导致血液中尿酸浓度增高，同时产生大量阻碍尿酸排泄的乳酸。更加危险的是，不恰当的运动使组织劳损，导致尿酸盐结晶脱落，特别是关节腔附近的尿酸结晶，极易导致急性发作。痛风患者只适合进行小量的有氧运动，比如散步、游泳（要慢），每天30~40分钟即可，其他诸如羽毛球、乒乓球、爬山这样的涉及重负荷的关节运动要禁止，篮球、足球这样的剧烈运动，更加不可以（延伸说明，痛风多发于大脚趾，也和此关节承受体重压力最大有直接关系）。预防：不做剧烈运动，不做关节负荷过大的运动。

（5）内科疾病，外伤，手术：高尿酸血症患者，在内科疾病治疗期间或进行外科手术（或外伤）时，人体分解代谢增加，内环境紊乱，容易诱发痛风。其机理极其复杂。一般来说，痛风通常发作在内科疾病服药期间，以及外科手术（外伤）后3~5天。预防：注重日常养生，健康生活，避免小病变大病，免受无妄之灾。

（6）辛辣，高脂和发物食品：过度食用辛辣、高脂、发物食品对人的健康有较大的不良影响，对痛风患者尤甚。这些食品经过代谢后，对人体内环境造成较大的刺激，而其中部分衍生物可以引发原来积蓄在软组织的尿酸结晶重新溶解，这时可诱发引起转移性痛风急性发作，所以要尽量远离这一类食物。预防：不吃辛辣食品，不吃三高食品，不吃发物食品，烹饪少用香辛料。

（7）高盐饮食，含铅及其他重金属食品摄取过多：食物中含盐含铅等重金属过多，会累积到各脏器，长期沉淀容易诱发癌症等疾病，特别是会导致肾脏受损，处理尿酸能力减弱，肾小管重吸收尿酸增多，排出量减少，同时血液浓度变高，尿酸更易结晶，因此松花蛋一类的产品一定要避而远之，富含盐分的腌制产品也要少吃，家里尽量不用铝铅铜类餐具。预防：低盐饮食，不吃含铅食品（特别是松花蛋），少吃咸菜，尽量只用铁质锅具。

（8）药物影响：据医学观察统计，长期使用大量胰岛素、维生素、青霉素、利尿剂、小剂量阿司匹林，甚至服用抑制尿酸合成药，促尿酸排泄药如苯澳马隆、环孢素果糖等，也可引起痛风急性发作，其原因有些为特异反应，有些为影响尿酸结晶的清除。导致转移性痛风发作，此环节极难干预。预防：平时注意降酸，尽量维持尿酸低数值，避免吃过量降酸药诱发转移性痛风。尽量少吃具有较大的副作用的西药，此类药物不但容易诱发痛风，也容易诱发其他疾病。

（9）放射线治疗和各种化疗：放疗、化疗都会影响人体系统的自身调节，部分患者会诱发痛风急性发作，同时也应该尽量远离其他刺激性过强的化学产品源，如家居装修类产品。预防：尽量少做化学检验及治疗，远离污染严重的家居装饰装修产品。

（10）饥饿和生活不规律：饥饿会使血浆中乙酰乙酸和β羟丁酸水平增加而导致高尿酸血症，不规律的生活会造成人体内环境代谢紊乱，这些不良因素合并其他方面，很容易诱发痛风。预防：规律生活，均衡饮食。

预防痛风的食疗方

预防痛风验方一：用乌龟壳15克，黑木耳10克，煎成一碗汤，一次服下，一日二次，连服5~7天。忌动物内脏、鲤鱼、酸物。

预防痛风验方二：车前子30克（布包），加水500毫升，浸泡30分钟后煮沸，代茶频饮，每日1剂。可增长尿量，促进尿酸排泄。

预防痛风验方三：金钱草用于痛风发作期以衣缓解期，水煎服，每日1剂。可增长尿酸排泄，降低血尿酸，防止痛风石形成，用于痛风缓解期。

预防痛风验方四：生葛根50~100克，水煎代茶饮，可预防痛风复发。

预防痛风验方五：鲜丝瓜1条（200克左右），洗净，勿去皮，切块；鲜艾草60克，切细。将艾草置于碗底，丝瓜置于艾草上边，入锅隔水炖熟，饮汤即可。每日1次，以愈为度。

预防痛风验方六：将金钱草、车前草的干品（国药铺有售）各15克，每天早上加水煮沸后代茶饮。痛风病会逐渐减缓，直至痊愈。金钱草与车前草历来是利尿、排石的常用药物，可促进尿酸排泻，控制以及清除尿酸盐结晶，从而达到治疗痛风的目的，对早期痛风患者十分有效。

预防痛风验方七：山慈菇30克，水煎服。本品含有秋水仙碱成分，能有效地缓解痛风发作，用于痛风发作期。

预防痛风验方八：土茯苓30克，水煎服。用于痛风发作期以及缓解期，能够增长尿酸排泄，降低血尿酸。

防治痛风外用方

防治痛风外用方一：硫磺软膏冰硼散治痛风：取冰硼散与硫磺软膏各1支，调匀后外敷于患处，可活血解毒通络。合用于痛风关节红肿，行走不便，每日用药1次，一般施用3~5日即可止痛。

防治痛风外用方二：栀子蛋清外敷治痛风：栀子25克，鸡蛋清1个，用高度烧酒调成糊状，敷在痛处，外面用纱布包好，每日换一次，一般2~3天即可见效，无任何副作用。敷药后局部皮肤有可能变黑，但无疼痒感，不破溃。以上剂量可敷一个痛处，如疼痛部位多，可酌增剂量。敷药时期，少吃海鲜，少喝啤酒。

防治痛风外用方三：羌活9克，独活9克，桂枝9克，当归12克，荆芥9克，防风9克，秦艽9克，路路通9克，川红花9克。功效：祛风活血，通络止痛。主治：风湿阻滞关节、肌肉，筋络酸痛，活动受限。煎水熏洗患处，每日2~3次。

防治痛风外用方四：五枝汤：桑枝、槐枝、椿枝、桃枝、柳枝各30克。上药切片，更以麻叶一把，水适量，煎，去渣取汁。功效：舒筋活络止痛。主治：风湿，一切筋骨疼痛。煎水淋洗，洗毕宜便就寝，不可见风。

防治痛风外用方五：热痹沐浴方：桑枝500克，络石藤200克，忍冬藤60克，鸡血藤60克，海桐皮60克，苍草100克，海风藤100克。功效：清热活血，通络止痛，祛风宣痹。主治：关节红肿热痛的急性关节炎。煎水沐浴。

防治痛风外用方六：清热痛痹膏：石膏、忍冬各30克、知母、黄柏、苍术、黄连、黄芩、赤芍、元胡、大黄、山栀（栀子）各10克，研末，加醋调和外敷痛处。

防治痛风外用方七：四黄散：大黄，栀子，黄柏，黄芩等份，研末，水调外敷痛处。

防治痛风外用方八：黄柏散：大黄、黄柏、侧柏叶、泽兰、薄荷各10克，加蜂蜜调和外敷患处。

防治痛风外用方九：四色散：黄柏、白芷、青黛、红花各10克，加蜂蜜调和外敷患处。

防治痛风外用方十：黄金散：生大黄、生南星、白芷、黄柏、姜黄各10克，厚朴、苍术各6克，陈皮、甘草各4克，花粉20克，醋调，外敷患处。

防治痛风外用方十一：住痛散：生川乌、生草乌、羌活、独活、木香各6克。细辛、干姜各12克，当归6克，醋调外敷患处。

何种饮食能预防痛风复发？

因为痛风常并发肥胖、糖尿病、高血压及高脂血症，所以患者应遵守如下十条饮食原则，以预防痛风复发：

（1）保持理想体重，超重或肥胖就应该减轻体重。不过，减轻体重应循序渐进，否则容易导致酮症或痛风急性发作。

（2）碳水化合物可促进尿酸排出，患者可食用富含碳水化合物的米饭、馒头、面食等。

（3）蛋白质可根据体重，按照比例来摄取，1公斤体重应摄取0.8~1克的蛋白质，并以牛奶、鸡蛋为主。如果是瘦肉、鸡鸭肉等，应该煮沸后去汤食用，避免吃炖肉或卤肉。

（4）少吃脂肪，因脂肪可减少尿酸排出。痛风并发高脂血症者，脂肪摄取应控制在总热量的20%~25%以内。

（5）大量喝水，每日应该喝水2000~3000ml，促进尿酸排除。

（6）少吃盐，每天应该限制在2~5克以内。

（7）禁酒。酒精容易使体内乳酸堆积，对尿酸排出有抑制作用，易诱发痛风。

（8）少用强烈刺激的调味品或香料。

（9）限制嘌呤摄入。嘌呤是细胞核中的一种成分，只要含有细胞的食物就含有嘌呤，动物性食品中嘌呤含量较多。患者禁食内脏、骨髓、海味、发酵食物、豆类等。

（10）不宜使用抑制尿酸排出的药物。

痛风患者要有哪"八防"？

（1）**防肥胖**：肥胖既是痛风发病的危险因素，又是痛风发展的促进因素。肥胖者的血尿酸水平通常高于正常人，若痛风伴肥胖还可影响药物效果，降低药物敏感性。因此，肥胖者应当减肥，主要措施是控制总热量，限制脂肪摄入及坚持参加体育锻炼。需要注意，减肥时不宜操之过急，因脂肪等组织若分解过快可引起酮体及乳酸浓度增高，抑制尿酸分泌而诱导痛风的急性发作。一般减肥应以2～3周内减重2公斤左右为宜。

（2）**防高血脂**：高血脂症者血液呈高凝状态，可促进动脉粥样硬化的发生与发展，并且高血脂症者常伴肥胖和高尿酸血症，因而高血脂症既是构成痛风的危险因素，又会增加痛风病人的心血管并发症，降低病人生活质量。因此，痛风病人要定期测定血脂。若血脂浓度高，首先需要控制饮食，摄入低脂食物，避免高脂食物，必要时服用降脂药，以使血脂恢复正常，减少心血管并发症，防止痛风发作。

（3）**防高嘌呤食物**：嘌呤是尿酸生成的来源，如果进食含嘌呤量大的食物极易诱发高尿酸血症，诱使痛风发作。目前已知含嘌呤量大的食物主要有肝、肾、心脏、胰脏等动物内脏，沙丁鱼、凤尾鱼、鳕鱼、马哈鱼等鱼类及其鱼卵，咸猪肉、羊腿肉、松鸡、野鸡、鸽肉等动物肉类。痛风病人要少吃或不吃上述食物，可选择新鲜猪肉、牛肉、鸡肉以及淡水鱼、虾来补充一定的蛋白质，也可食用豆类制品和干果类，新鲜蔬菜则可多吃些，以使饮食更加合理，有利于预防痛风发作。

（4）**防酗酒**：饮酒是痛风发作的最重要诱因之一。这是由于酒精的主要成分乙醇可使体内乳酸增加，而乳酸可抑制肾小管对尿酸的排泄；乙醇还能促进嘌呤分解而直接使血尿酸升高；同时，酒类本身可提供嘌呤原料，如啤酒内就含有大量嘌呤成分。因此，大量饮酒可致痛风发作，长期慢性饮酒可发生高尿酸血症。痛风病人最好戒酒，一时戒不掉也要避免大量饮酒，更忌酗酒。

（5）**防剧烈运动**：剧烈运动后体内乳酸产生增加，可抑制肾小管排泄尿酸而使血酸升高。剧烈运动还可致出汗过多，机体失水而使血容量、肾血流量减低而影响尿酸排泄，引起一过性高尿酸血症。所以，痛风病人不宜进行剧烈运动。进行运动锻炼宜选择运动强度较小的有氧运动项目，如散步、步行、骑自行车、游泳等，而要避免球类、爬山、跳跃等运动强度大的项目，同时注意运动过程中要有休息，并应多饮水。

（6）**防受寒及过度劳累**：受寒及过度劳累均可使人体自主神经调节紊乱，易致体表及内脏血管收缩，包括肾血管的收缩，从而引起尿酸排泄减少。因而痛风病人要在寒冷季节穿暖和些，避免受寒。在日常生活中要劳逸结合，避免过分劳累和精神紧张。养成良好的生活习惯，可大大减少痛风发生率。

（7）**防肾结石的发生**：痛风患者肾结石的发生率较高，主要与尿酸的排泄增加有关，即尿酸浓度越高，肾结石的发生率越高。因此，为促进尿酸排泄和预防尿结石，必须多饮水，每日饮水量在2000ml以上。同时注意碱化尿液，可每日口服碳酸氢钠0.6~0.9g，分2~3次服。此外，若为高尿酸排泄性病人不宜使用促进尿酸排泄的药物，如丙磺舒、磺吡酮等，以避免结石生成。

（8）**防慢性痛风性肾病发生**：长期服用阿司匹林、利尿剂、青霉素、抗结核药等药物的患者应定期检测血尿酸，因为这些药物可抑制肾小管排泄尿酸。如果血尿酸长期升高，不但会引起痛风发作，而且血中过饱和尿酸盐易沉积在各主要脏器而引起器质性病变，尤其是肾脏，高浓度尿酸盐在肾组织内沉积可引起痛风性肾病发生。因此，选择药物要谨慎，避免使用对肾脏有毒副作用的药物，也要避免使用升高血尿酸浓度的药物，并积极控制高尿酸血症，以预防肾脏损害及急性肾衰。

痛风及高尿酸血症患者只要严格控制饮食就可以避免痛风发作吗?

饮食是诱发痛风或高尿酸血症的主要元凶之一,但并非所有的痛风或高尿酸血症都是由饮食诱发,所以饮食控制是痛风的基本治疗措施,但并不能完全纠正高尿酸血症或避免痛风的发作。因为血尿酸的升高,是尿酸生成过多或尿酸排泄不良的结果。痛风发作时,应严格控制饮食。若经降尿酸治疗后,血尿酸一直能保持在较理想水平,饮食控制不需太严格,可适量吃一些鱼虾和瘦肉等。如果经过严格的饮食控制仍然不能使得尿酸正常或仍然有痛风的发作,就需要使用药物治疗。

高尿酸血症的饮食有哪些注意事项?

由于临床上痛风患者与高尿酸血症患者具有正相关性,所以高尿酸血症患者饮食注意事项大致与痛风患者饮食注意事项类似:

首先,尿酸高饮食应注意有哪些不能吃或少吃的食物。

禁忌一:严格限制嘌呤摄入。嘌呤是细胞核中的一种成分,只要含有细胞的食物就含有嘌呤,动物性食品中嘌呤含量较多。患者应禁食内脏、骨髓、海味、发酵食物、豆类等,限制嘌呤摄入。蛋白质可根据体重,按照比例来摄取,少吃脂肪,少吃盐,不宜使用抑制尿酸排出的药物。

禁忌二:少吃脂肪。因脂肪可减少尿酸排出。痛风并发高脂血症者,脂肪摄取应控制在总热量的20%~25%以内。少吃盐,每天应该限制在2~5克以内。少用强烈刺激的调味品或香料。

禁忌三:禁忌高蛋白质食物。蛋白质可根据体重,按照比例来摄取,1公斤体重应摄取0.8~1克的蛋白质,并以牛奶、鸡蛋为主。如果是瘦肉、鸡鸭肉等,应该煮沸后去汤食用,避免吃炖肉或卤肉。

禁忌四:禁酒。酒精容易使体内乳酸堆积,对尿酸排出有抑制作用,易诱发痛风。碳水化合物可促进尿酸排出,患者可食用富含碳水化合物的米饭、馒头、面食等。大量喝水，每日应该喝水2000~3000ml，以促进尿酸排除。

禁忌五：禁忌火锅。火锅原料主要是动物内脏、虾、贝类、海鲜，再饮啤酒，自然是火上浇油了。调查证明：涮一次火锅比一顿正餐摄入嘌呤高10倍，甚至数十倍。

其次，尿酸高饮食应注意有哪些能吃或多吃的食物。

一、低嘌呤食物可以吃

1. 奶类：鲜奶、炼乳、奶酪、酸奶、麦乳精、奶粉、冰淇淋等。
2. 肉类与蛋类：鸡蛋、鸭蛋、皮蛋、猪血、鸭血、鸡血、鹅血等。

二、中等嘌呤食物宜限量

1. 豆类及其制品：豆制品（豆腐、豆腐干、乳豆腐、豆奶、豆浆）、干豆类（绿豆、红豆、黑豆、蚕豆）、豆苗、黄豆芽。
2. 肉类：鸡肉、野鸡、火鸡、斑鸡、石鸡、鸭肉、鹅肉、鸽肉、鹌鹑、猪肉、猪皮、牛肉、羊肉、狗肉、鹿肉、兔肉。

三、鼓励选食碱性食品

增加碱性食品摄取，可以降低血清尿酸的浓度，甚至使尿液呈碱性，从而增加尿酸在尿中的可溶性，促进尿酸的排出。应鼓励病人选食蔬菜和水果等碱性食物，既能促进排出尿酸又能供给丰富的维生素和无机盐，以利于痛风的恢复。如蔬菜、马铃薯、甘薯、奶类、柑桔等。

四、鼓励患者多饮水

患者饮用高量果汁、菜汁时，会使尿液变为碱性，此现象可促使结晶的尿酸溶解而容易由尿中排出；同时果菜汁中含有丰富的维生素B群，可改善痛风的症状。在急性的痛风发作时，每天可喝3公升的果菜汁，如此即可带出尿酸。若要好得更快，那就要以牛奶、果汁等液体取代饮食中食物的水分，意即不要喝汤而用牛奶与果汁替代。

五、供给充足的维生素及适量小苏打

膳食中的维生素十分充足，许多蔬菜和水果能供给丰富的维生素和无机盐。

六、适量的碳水化合物

糖的主要来源应是以植物性食物为主,如面粉、米类,但不要过量,因为糖可增加尿酸的生成与排出。

痛风患者有哪些生活误区?

误区一:尿酸高就一定得痛风

很多人在体检时查出血尿酸含量偏高,也就是高尿酸血症,就觉得自己一定得了痛风。其实并非如此,只有血液中的尿酸含量偏高导致尿酸结晶沉积在关节的滑膜上,引起关节滑膜发炎时才导致痛风性关节炎的发生。一般来讲,高尿酸血症的人中约有10%会发生痛风。此外也有个别痛风患者验尿酸的结果并不高。高尿酸血症只要注意饮食或找出原因予以矫正,尿酸值可能会恢复正常,通常不需要药物治疗。

误区二:限制高嘌呤就可以防痛风

有数据表明,50%以上的痛风患者体重超标,约3/4合并有高血压或高血脂。所以,单纯控制饮食是不够的,减轻体重、治疗并发疾病、避免使用利尿剂等尤为重要。另外,很多患者注意了限制高嘌呤食物的摄入,如海鲜、动物内脏等,但忽视了对甜食摄入量的控制,使体重失控,痛风发作在所难免。

误区三:只有中年男性才会得痛风

确实,现在95%的痛风患者是男性,且高发年龄段为30岁以上。但随着生活水平的提高,饮食中嘌呤含量也越来越高,很多年轻人不注意饮食,也患上了痛风。我们在临床上已经发现多例20多岁的男性痛风患者。女性由于雌性激素能够促进尿酸排泄,患上痛风的概率比男性要低很多。但更年期后,女性雌性激素水平降低,因此对于痛风也不能麻痹大意。

误区四：迅速把尿酸降至正常

治疗痛风时，患者常会急切想要把升高的血尿酸迅速降至正常范围。其实这种想法是不对的，尿酸水平的骤然降低有时反而会加剧痛风的发作。这是因为血尿酸突然降低会导致已经沉积在关节及其周围组织的不溶性尿酸盐结晶脱落下来，引发急性痛风性关节炎发作，这种情况也叫作转移性关节炎。因此在治疗初期一般使用小剂量的降尿酸药物，逐渐增加到足量。

误区五：发作期使用抗生素

有些痛风性关节炎急性发作期的患者，看到患处红肿热痛明显，误认为是细菌感染所致，就使用抗生素治疗痛风；实际上，抗生素对尿酸的代谢是不起作用的。症状的缓解很可能是由于痛风的初期症状自动痊愈造成的。一般来讲，对于痛风急性发作的治疗主要是用一些非抗生素类的抗炎镇痛的药物，缓解病人的剧烈疼痛以及消除由尿酸结晶引起的关节非感染性炎症；再服用一些控制尿酸代谢的药物，帮助体内的尿酸代谢恢复平衡。

误区六：饥饿也能抗痛风

大多数患者认为，既然痛风通常是由于摄入含高嘌呤的食物所诱发的，那么，少吃东西，通过饥饿疗法就能降低血中尿酸水平。其实人在饥饿状态下，有机酸（如β-羟丁酸、自由脂肪酸、乳酸等）的产生增多，这些有机酸对肾小管分泌尿酸起竞争抑制作用而使尿酸排泄减少，容易出现高尿酸血症。所以饥饿不仅不能降低尿酸，反而使尿酸水平升高。

误区七：排酸肉不升高尿酸

尿酸的来源包括内源性和外源性两个来源，前者通过体内氨基酸、磷酸核糖及其他小分子化合物合成尿酸和核酸分解代谢产生尿酸。约占体内总尿酸的80%。后者是从食物中核苷酸分解而来，约占体内总尿酸的20%。由于排酸肉只是肉中的乳酸含量减少，并未影响肉中的蛋白质及核酸，所以食用排酸肉同样可以引起体内尿酸水平的升高。

误区八：痛风发作尿酸一定高

约30%的痛风病人血尿酸值是在正常范围之内的。痛风发作时即使尿酸在正常范围，也要按痛风发作处理。做出正确的判断需要一定的临床经验。同样，血中尿酸过高的人，即使有关节疼痛也不一定就是痛风。

误区九：没症状时不用治疗

患痛风的人较血尿酸正常者易产生高血压、高血脂、冠心病、动脉硬化等心脑血管疾病及糖尿病等。有材料显示，痛风患者合并高血压者约为58.8%、合并糖尿病及糖耐量减低为22.1%、合并高脂血症者为75.5%、合并冠心病者为15.6%、脑梗死者为2.1%。所以痛风需要长时间规范用药，否则很容易发展致关节畸形和肾功能不全。

误区十：痛风患者不能吃肉

很多痛风患者都以为，只要掌握饮食，不吃肉，多吃青菜，痛风就不发作。实际上这种做法是不科学的。这样只会给身体留下更大的隐患，更会加重痛风的病情。

蛋白质和脂肪是人体主要组成物质，如心脏、胃肠等消化道平滑肌，参与代谢的各种酶都是由蛋白质构成的。人体每天都要补充含蛋白质的食品，以弥补损耗流失的蛋白质。其中，动物蛋白的质量要远高于植物蛋白，更利于人体吸收。

动物蛋白中含有人体必需的8种氨基酸，而植物蛋白却无法满足人体必需的氨基酸。含植物蛋白最高的当属豆类，而一些痛风患者为了不发病，其至连豆类都不食用。

长期不摄入蛋白质会造成记忆力减退、性格暴躁、免疫力下降，各组织器官加速老化，各脏器功效降低等。

六、生命在于运动

运动有益于痛风的康复吗?

许许多多痛风患者以其个人切身感受,可能记住了痛风有一个特殊的诱发因素——运动,但是忘记了其前提是"适量"。而大多数专家一致认为,适当的运动锻炼有益于痛风治疗。

首先,治疗痛风方法有很多,一些运动对痛风有很好的疗效,例如:目前正流行在各个公园里的暴走,练太极拳、广播体操、游泳和乒乓球运动等。但运动量不要太大,具体要根据自己的身体情况决定。运动量大的活动要避免,例如剧烈活动关节的运动的登山、马拉松等。对患有痛风的症状患者来说,运动时间最好选在下午,不宜超过30分钟。每周保持在4~5天最为合适。

其次,其实运动锻炼对痛风的症状有一定的好处,不管什么样的运动都要适量,超过自己的身体极限就会适得其反。另外运动如果过度的话,会使流汗量增多,使体内尿量减少,从而尿酸堆积,这样就容易引起急性的痛风。所以在运动的同时也要多饮水,还要有充分的休息时间来调节自己的身体机能。

人的生存是靠心脏不停地跳动,使血液在身体里不停地流动,把氧和各种营养物质及各种生化酶等带到身体各个组织,同时把身体代谢的各种废物、毒素及时地排出体外,使身体始终处于正常状态。如果人长期不运动,心脏肌肉渐渐地就会变得软弱,每搏心输出血量减少,血液在体内流动缓慢,氧、营养物质及各种生化酶等不能快速及时地被输送到相应的组织中去。

同时，身体代谢的各种毒素、废物又不能及时地排出体外，甚至由于有些毒素在体内滞留时间过长，导致破坏机体组织细胞，给人的身体里埋下许多小的隐患。如果长期得不到及时地清理，小的隐患就会变成大的病患，如目前在世界范围流行的糖尿病、高血脂、心脑血管病及骨骼疾病（有的与痛风有关）等等。

经常性地参加走跑运动，许多大的病患都可以避免，或使现有的病症得到缓解，甚至康复。因为长期有规律、适度的健身锻炼，会使心率提高、血流加快，及时地给身体组织充足的供氧和提供各种营养物质，同时将代谢的废物和毒素干净、快速地排出体外。

由于运动时血液循环的速度比平时安静状态快很多，而且大量的毛细血管开放，使血液在身体里不停地流动，把氧和各种营养物质及各种生化酶等带到各个身体组织。同时，把身体代谢的各种废物、毒素及时地排出体外，使机体的内环境保持干净、清洁，健康处于正常状态。人体的排泄除大便、小便之外，"汗"也是一个重要的排废、排毒途径。

痛风患者运动时的注意事项有哪些？

痛风患者无论是运动锻炼还是从事体力劳动，都应注意有关事项，以免事与愿违达不到锻炼的目的，甚至诱发痛风急性发作。

一、不宜剧烈活动

一般来说，不主张痛风患者参加剧烈运动或长时间体力劳动，例如：打球、跳跃、跑步、爬山、长途步行、旅游等。这些大运动量、长时间的剧烈运动可使患者出汗过多，血容量、肾血流量减少，尿酸、肌酸等排泄减少，出现一过性高尿酸血症。此外，剧烈运动后体内乳酸增加，也会抑制肾小管尿酸排泄，继而暂时升高血尿酸。已有资料证实，剧烈或长时间肌肉活动后，痛风患者可呈现高尿酸血症，这种情况显然不利于痛风患者的病情改善，还可能诱发急性痛风关节炎。因此，痛风患者应避免剧烈运动和长时间的体力活动。

二、选择适合的运动方法

痛风患者要选择一些简单和缓的运动，如散步、太极拳、健身操、气功、骑车及游泳等，尤以步行、骑车及游泳最适宜。这些运动的活动量较为适中，时间较易把握，患者只要合理分配体力，既可起到锻炼身体的效果，又能防止过度肥胖和高尿酸血症。提醒患者在运动过程中要从小运动量开始，循序渐进，关键在于坚持不懈；要注意运动中的休息和水分补充。如计划运动1小时，那么，每活动15分钟即应停下来休息1次，并喝水补充水分，休息5～10分钟后再度活动15～20分钟。这样1小时分为3个阶段进行，避免运动量过大和时间过长，是一种合理的运动安排。

三、运动与饮食控制相结合

很多痛风患者想通过运动锻炼降低血尿酸，殊不知单纯的运动锻炼并不能有效降低血尿酸，但与饮食保健结合起来则可能会显著降低血尿酸，起到预防痛风发作、延缓病情进展的作用。

痛风患者的运动食谱上，一是要避免进食高嘌呤食物，如咸猪肉、鹅肉、牛羊肉、凤尾鱼、沙丁鱼、鱼卵、酵母等；二是要多饮水，每日饮水应在2000毫升以上；三是积极戒酒，即使是红酒，过量饮用仍然有诱发痛风发作的风险。

四、应持之以恒

痛风患者的体育运动切忌三天打鱼、两天晒网，间断而无规律的体育锻炼很难收到预期的效果。

五、痛风发作时应停止体育锻炼

痛风患者的关节炎发作期间,应该严禁进行体育锻炼,要卧床休息;即使是轻微的关节炎发作也应暂时中止锻炼,直到完全恢复后再考虑重新开始锻炼。

总之,痛风患者应养成良好的饮食习惯和健康的生活方式,选择合适的运动方式。运动锻炼连同饮食控制不仅可稳定痛风病情,降低血尿酸,而且可极大提高患者生活质量,是痛风治疗的基础与良好补充。

有哪些适合痛风患者进行的体育运动项目?

第一,保龄球运动可预防痛风。保龄球运动是一项全身运动,掷球时要求全神贯注,不生杂念;肌肉协调,保持平衡;视觉开阔,击球准确。既对运动者手腕、手臂的肌肉有很好的锻炼,又由于滚球时上步及身体前倾而使下肢及腰背肌肉得到锻炼。能够有效地减轻肥胖,预防痛风发生。

第二,瑜伽适合痛风患者运动。身体患痛风时,关节内柔软的缓冲垫逐渐消失,骨与骨间的摩擦越来越多,常可导致四肢僵硬。而练习瑜伽可以活动各处关节,使其具有柔软和弹性,减低骨与骨间的摩擦。常练习瑜伽,可以减少关节炎或痛风的发生。比如,瑜伽体位法,对加强膝关节的柔韧性和保护膝关节健康非常安全有效。其中"膝伸展"可灵活膝关节,加强腿部力量,加强膝盖周围肌肉,保持韧带的力度和柔韧性。"抱膝式"强调膝关节和大腿肌肉的平衡力量,减少膝盖受伤。"幻椅式"促进膝关节周围血液循环,帮助大腿和小腿的肌肉伸展。

第三,防治痛风的体操一:两手握空拳,放于腰间,拳心向上。右拳向左前方尽力打出,高度与肩平,然后右拳变掌,从左前向右后方画弧,五指空抓,慢慢收拢。注意:手指尽量伸直并分开,收回时从手指开始逐一收拢捏紧,眼随手转。左手的动作完全一样,方向相反。两手交替进行,各做20~40次。

第四，防治痛风的体操二：颈部向左旋转，至最大程度时抬头向上看，抬至最高限度，停留5～10秒，慢慢还原。接着做右侧动作。整个动作要缓慢，幅度尽力达到最大，可以感到颈肩部肌肉的拉伸。左右交替做20～40次。

第五，防治痛风的体操三：两手托于腰部，掌心贴肾俞。在头部带动下，上身（可以包括髋关节）做后仰的动作，后仰的幅度尽可能大。然后头要缓缓回原位，并慢慢向前俯下，至最大限度。后仰时吸气，前俯时呼气。注意：前俯时由下而上，逐节弯下脊柱各关节，后仰时由上而下逐节伸展，共做20～40次。

第六，太极拳。打太极拳时心情要轻松平和，这样不仅能使人的大脑得到休息，还可以让人有个好的心态，对我们的身体有很大的调节作用。长期坚持下去，我们会感觉到气沉丹田可以控制呼吸，加大呼吸深度，从而有利呼吸机制调节及新陈代谢的有序生成。这种轻松柔和的运动，可以舒筋活络，改善人体功能，从而能够有效促进尿酸的排泄，起到促进治疗痛风的目的。

第七，游泳。适度地游泳可以转动各处关节，增强各个关节的柔韧性，还可以降低骨骼之间的摩擦挤压，从而可以改善局部血液循环以促进尿酸盐溶解、排泄。需注意的是游泳最好控制在一小时内，切勿因为锻炼过度而使体内乳酸产生增加，抑制肾脏排泄尿酸。

第八，气功。该法更适合中老年痛风患者采用，因为痛风在治疗过程中，难免会服用一些药物，而练气功可以有效缓解药物所带来的一些副作用。需注意的是，练功时应以修内为主。这样既静养正气还能够扶正祛邪。在经过一段时间练功痛风好转后，仍要坚持练气功。这样做是为了巩固疗效，防止复发。此外，该法也是种强身健体、延年益寿的疗法，同样适合各类病人采用。

第九，步行。步行是一项非常不错的运动方式，在任何时候、任何地点均可进行。这种运动过程中不易受伤，动作柔和，特别适合中老年及体弱患者，研究表明，每天步行30分钟，行走2000～3000米距离，可以调整大脑皮层的兴奋和抑制过程，改善血管活动功能，加快新陈代谢，促进有害物质排出体外。

第十，慢跑。大量研究表明，慢跑可以锻炼骨骼肌肉，增强心肺功能，促进血液循环，降低痛风并发症的发病率，尤其适合于中青年痛风患者；但对于年龄过大、体质衰弱以及合并心、脑、肾病的患者则不宜进行。

七、痛风患者心中的能不能

痛风患者能不能吃蔬菜？

大多数的蔬菜是可以吃的。因为大多数蔬菜嘌呤含量都较少，尤其是萝卜、黄瓜、胡萝卜、茄子、西红柿、卷心菜、山药、大白菜、包菜、海带、土豆、茭白、丝瓜等含量较少。四季豆、芹菜、蘑菇、木耳、大蒜等嘌呤含量也较少。

但是有个别的蔬菜除外，如嘌呤含量较多的蔬菜有菠菜、韭菜、扁豆、豌豆、大豆、黄豆及其制品、花菜、豆角、大叶青菜等。痛风患者在选择菜谱时应该尽量避免。

痛风患者能不能吃水果？

绝大多数水果的主要成分是水分、糖类（即碳水化合物）、维生素、纤维素及少量矿物质与蛋白质，而嘌呤含量较少，故对痛风病人来说，水果不属于禁忌之列。

痛风患者能不能吃鸡蛋？

鸡蛋含有丰富的蛋白质，可提供人们必须的氨基酸。此外，还含有其他多种营养成分，但它所含的嘌呤量却非常低，远远低于各类肉类、鱼类。所以鸡蛋是痛风病人最适宜的营养补充剂。

痛风患者能不能喝牛奶？

当然能喝牛奶。

（1）牛奶是无嘌呤的优质蛋白：首先，牛奶无细胞结构和细胞核，无核酸，故无嘌呤。其次，牛奶属于高蛋白食物。大家知道，大多数营养丰富的食物如肉和鱼既是高嘌呤，又是高蛋白饮食。痛风患者要禁吃高嘌呤饮食，如限制高嘌呤，势必限制高蛋白，导致营养不良。缓解期痛风患者吃蛋白质要适当放开（以植物蛋白和牛奶为主）。

（2）牛奶含丰富的微量元素、维生素和钙剂，有助于身体健康和防治骨质疏松。

（3）牛奶含酪蛋白和乳清蛋白，可增加尿酸排泄，降低血尿酸。

但需要注意的是：对牛奶过敏和肾病患者最好不要喝；喝牛奶也不能过量，一般是每日500毫升左右；有腹泻的成年人建议少量多次——因肠道中乳糖酶缺乏；牛奶也有好坏之分，千万不要喝含三聚氰胺的牛奶和空壳奶粉。

哪种奶制品更适合痛风患者？

痛风患者在进食奶制品时应选择脱脂奶，而不是全脂奶和酸奶。有两个原因：

第一，脱脂奶的脂肪仅占0.5%以下，是普通牛奶的1/7（全脂奶脂肪含量3%）。第二，多数痛风患者肥胖，有高脂血症，应减肥，少吃脂肪，因脂肪会减少尿酸排出。

虽然酸牛奶是一种很好的保健饮料，与普通牛奶相比，酸奶在发酵过程中乳酸菌可产生人体营养所必需的B族维生素；并且更易消化和吸收，钙磷吸收率提高；成年人不引起腹胀和腹泻者，因为乳糖被乳酸杆菌发酵转化成乳酸了。但是痛风不适合喝酸奶，有以下两大理由：

第一，脂肪含量比较高，为3%～5%，脂肪酸可比原料奶增加2

倍。

第二，发酵菌多，单细胞生物含核酸（含嘌呤）和蛋白质，尿酸生成多。

痛风患者能不能吃奶酪？

相比于牛奶，奶酪的营养价值更高，因每公斤奶酪是由 10 公斤牛奶浓缩而成，含丰富蛋白质、钙、脂肪、磷和维生素等，但痛风患者应少吃。

第一，奶酪是一种发酵的牛奶制品，与酸牛奶相似，乳酸菌浓度比酸奶更高，嘌呤含量高，尿酸生成多。

第二，脂肪含量高，尤其是含比较多的反式脂肪酸。反式脂肪酸在体内代谢时间长，经常需要几周（一般的天然脂肪是 1 周）的时间，使人容易肥胖，心脑血管病的发病风险增大，但反式脂肪酸不是砒霜，它只是一种"过量摄入才有害"的营养素，只要摄入不过量，问题并不大。

痛风患者能不能吃冰激凌？

痛风患者应少吃冰激凌。因为冰激凌是由乳制品、蛋制品、甜味剂、香味剂、稳定剂及食用色素做原料，经冷冻加工而成，含大量的糖（乳糖、果糖及蔗糖）与脂肪，增加体重，影响尿酸排泄。

动物油和植物油哪种对痛风病人有益？

事实上，无论动物油和植物油中所含的嘌呤都较少，但是植物油中嘌呤含量比动物油所含更少，并且植物油含有较多的不饱和脂肪酸，它们具有加速胆固醇分解和排泄的作用，因此痛风病人以食用植物油为宜。对于痛风患者具体建议如下：

（1）油脂主要含脂肪，脂肪进一步分解为脂肪酸，不同的脂肪酸对血脂的影响不同。脂肪酸主要有饱和脂肪酸和不饱和脂肪酸两大类，不饱和脂肪酸又分为单不饱和脂肪酸和多不饱和脂肪酸。饱和脂肪酸能使甘油三酯、胆固醇和低密度脂蛋白胆固醇升高，高密度脂蛋白胆固醇降低；而单不饱和脂肪酸和多不饱和脂肪酸均能降低血清胆固醇和低密度脂蛋白胆固醇，只不过前者升高高密度脂蛋白胆固醇，后者降低高密度脂蛋白胆固醇。低密度脂蛋白是"坏胆固醇"，值越高，越易造成动脉粥样硬化，高密度脂蛋白是"好胆固醇"，对心脑血管有保护作用。由此可见，不饱和脂肪酸对维持我们的血脂正常更有利。

（2）少吃荤油：大部分动物油（除鸡油和鸭油外）饱和脂肪酸含量高，不饱和脂肪酸含量低，经常吃对血脂不好。

（3）选择植物油：绝大多数植物油饱和脂肪酸含量低，不饱和脂肪酸含量高，常吃对血脂有好处。

（4）单不饱和脂肪酸含量高的植物油：橄榄油、菜籽油和茶油是"好"油，而多不饱和脂肪酸含量高的植物油如芝麻油、花生油、葵花籽油、玉米油和大豆油也是"好"油；饱和脂肪酸含量高的植物油如椰子油和棕榈油属于"坏"油。

痛风患者能不能喝各类饮料？能喝咖啡吗？

各类饮料如苏打水、矿泉水、雪碧、可乐等，几乎不含嘌呤成分，因此痛风病人可适当选用，但是大部分饮料中添加有各种食品添加剂，人体吸收后大多需要经肾脏排泄，过量食用会加重肾脏负担，影响尿酸排泄。而咖啡中含有少量的嘌呤成分，并含有强烈兴奋剂——咖啡碱，易导致失眠、心悸、血压上升等副作用，故痛风患者不宜饮用咖啡类饮料。

痛风患者能不能喝茶？

因为茶叶与咖啡的兴奋作用类似，也含有少量的嘌呤成分及兴奋剂咖啡碱，所以对痛风病来说，饮茶应有所限制，而且不宜饮浓茶。但是痛风患者有要求每日进食2L以上的水，故痛风患者每日水分的补充，仍应以白开水为主。白开水不含嘌呤成分，可以大量饮用，从而使每日充足的尿量以促进尿酸排泄，基本无毒副作用，值得推广。

痛风患者能不能食用人参？

人参中嘌呤含量极微，所以对于痛风病人并非绝对禁忌。而且人参有强心、利尿、降血糖、促消化等作用，尚可增强人体免疫力，从而改善体质，故痛风病人可以适当进服。但痛风伴有高血压者则不宜服用。同时，痛风急性发作期，当属于中医所说的"邪实"期，应暂停服用，以避免"闭门留寇"。还有，痛风患者食用时以西洋参为宜，不宜服用红参。在服用期间不要饮茶、忌食萝卜，以免削减人参的功效。

痛风患者能不能涮火锅？

痛风患者不能涮火锅，因为火锅汤经过长时间熬煮，不仅溶解了食物中的大量嘌呤，还富含油脂，常喝这种汤很容易诱发或加重痛风、血脂异常等代谢性疾病，对控制病情非常不利。

万不得已时，需要做以下几方面防护，以防万一：

首先，选择食材时应以素食为主，搭配少量肉食，最好不选择海鲜和动物内脏。多数蔬菜水果是低嘌呤食物，尤其是油菜、白菜、胡萝卜、土豆、海带和瓜类等蔬菜，因富含钾元素而具有抑制尿酸沉淀析出的作用。

其次，锅底和蘸料要尽量清淡。辣椒、花椒、芥末等调味料会诱发痛风发作，无论是做底料还是蘸料都应尽量少用。

再次，饮料最好选择苏打水，它可以中和尿酸，是痛风患者非常好的饮料。此外，白开水、矿泉水或果蔬汁等饮料也能促进尿酸更多地溶入尿液排出体外。需要提醒的是，痛风患者吃火锅不能饮酒，因为酒精在体内代谢产生乳酸，影响尿酸排出，因此对痛风患者来说，不管白酒、啤酒、红酒、黄酒还是保健酒，都是不能喝的。酸奶因含乳酸较多，也不宜饮用。并且，痛风患者在吃火锅时不要喝火锅汤，也不要用其来煮面，因为其中的嘌呤含量较高。

最后，痛风患者吃火锅时要先涮菜后涮肉，这样不仅有利于控制肉和能量的摄入，还能避免摄入过多的嘌呤，加重痛风症状。

痛风患者能不能喝炖汤？

众所周知，久炖久熬的食物味道鲜美，营养丰富，但对于痛风患者而言，这些都只能是诱惑，是不能喝的。因为久炖久熬的排骨汤、鸡汤、羊肉汤、火锅汤等肉汤中嘌呤含量很高，而且煮的时间越长嘌呤溶解于汤中越多。有研究表明煮15分钟后60%~70%的嘌呤即溶解于汤中，因此痛风患者不适合喝这种慢火熬炖的荤汤。

但凡事没有绝对，痛风患者喝汤有窍门：①各类蔬菜、鸡蛋汤，无禁忌，因为鸡蛋和蔬菜中嘌呤含量都很低；②肉汤，在急性发作时要避免，其他时间可少量选取。建议每天不超过100g肉；③品种有选择：内脏如动物肝脏、肾脏中嘌呤含量最高，大大超过瘦肉类，不可选取；瘦肉类嘌呤含量：鸡脯肉>猪肉>羊肉>牛肉；④烹饪方法有讲究：肉类水煮数分钟，去汤后再煮，可大大减少嘌呤含量。

痛风患者能不能吃鱼？最好怎么吃？

因为绝大部分鱼类均含有较高的嘌呤，所以痛风患者不适宜吃鱼。吃鱼会使血尿酸水平升高，诱发痛风发作或者加重症状。

具体来说，鱼类中尤以白带鱼的鱼皮含嘌呤特别高；其他如沙丁鱼、鲭鱼、青鱼、左鱼、大比目鱼、鳕鱼、白鲳鱼、鲔鱼、咸鱼、鲈鱼、鲑鱼等所含的嘌呤也不少；而草鱼、鲤鱼、鲫鱼、枪鱼和秋刀鱼等所含的嘌呤就稍微少些。

而有专家提示，只要注意制作方法，痛风病人也能享受一些鱼类美食。在熬鱼汤时，可以先用油炸一下，再用凉水小火慢熬，鱼肉中的嘌呤就会逐渐溶解到汤里，整个汤呈现出乳白色，味道鲜美。而如果用热水熬，肉表面的蛋白在热水中很快凝固，肉里的嘌呤就无法渗入到汤里，汤的味道就差很多。

所以家中如有痛风病人，可用凉水熬出鱼汤，健康人喝汤，病人吃里面的鱼肉，因为嘌呤已渗到汤里，含量很低，适当食用，既解嘴馋，又无大碍，一举两得。

痛风患者能不能吃鱼籽与鱼皮？

有些患者说，既然鱼肉嘌呤含量不低，那好吧，我干脆戒掉！但是，虽然鱼籽营养丰富，鱼皮滑嫩爽口，但是痛风患者必须谨慎食用。

（1）鱼籽属于嘌呤含量中等的食物，而且胆固醇含量很高，就对血脂的影响来说，不建议痛风患者食用。

（2）鱼皮的嘌呤含量也不低，属于中等嘌呤含量食物。

（3）这两种食物，在痛风患者急性发作期均禁用，缓解期可以少量食用。

痛风患者能不能吃肉？最好怎么吃？

（1）肉属于嘌呤含量中等的食物，每100g肉中含嘌呤50~150mg。

（2）嘌呤可溶于水，所以肉汤的嘌呤含量更高，属于高嘌呤食物。

（3）如果肉吃多了，肉汤也喝了，嘌呤摄入量也就多了，自然会引起痛风。

因为嘌呤易溶于水，肉汤是高嘌呤食物，所以吃肉要做到不喝肉汤。痛风患者吃肉时可利用嘌呤溶于水这个特点，把肉先煮一下，然后把汤弃掉，只吃肉，可大大减少嘌呤摄入量。

另外，肉属于嘌呤含量中等的食物，在痛风急性发作期坚决不能吃，在缓解期可以少吃一点。

还有，建议1天不超过100g肉，可分成两顿吃，也可以一顿吃。

这么多肉类，吃什么更好？

（1）炖出来的汤越鲜美的肉类，嘌呤含量越高，根据我们的生活经验可发现，鸡汤和鸭汤要比猪肉汤和牛肉汤鲜美、好喝，原因就是因为禽类嘌呤含量要比畜肉类高一些。

（2）普遍的规律是，浓缩就是精华，虽然鸡、猪、羊和牛肉均属中嘌呤含量食物，但鸡肉嘌呤比猪肉多，猪肉比羊肉多，羊肉比牛肉多。

痛风患者能不能吃动物内脏？

动物内脏大多质嫩味美，吃法多样，深得大家喜爱，但是痛风患者可不能吃。

（1）动物内脏与肉汤和海鲜一样，同属于嘌呤含量很高的食物。

（2）痛风患者不论处在哪一期，都尽量不吃这一类的食物。

痛风患者能不能吃肉馅？

肉馅一经加工，味道美极了，是多少"吃货"必不可少的食材，但是很遗憾，肉馅的嘌呤含量很高，痛风患者急性发作期最好不要吃，缓解期也要尽量少吃。

痛风患者能不能吃海鲜？

高嘌呤饮食是痛风的诱发因素之一。海鲜正是嘌呤含量很高的食物，痛风患者如果一次吃了很多海鲜的话，摄入的嘌呤就会大大增加，嘌呤在机体内代谢产生尿酸，造成血尿酸升高，诱发痛风急性发作。研究表明：临床上有大量的患者是吃了海鲜后犯痛风的；同时，在我国沿海一带，痛风发病率往往高于内陆地区，这与沿海居民多食海鲜不无相关性。

痛风患者能不能吃海菜？

海菜主要指的是海藻类。日本长寿国冲绳县肉食少，而海藻海带食用量世界第一，而痛风患者食用是有选择的。可做食品的海洋藻类有100多种，对痛风患者来说，不是全部都可以吃的，如何选择？我们还要看具体某一种海藻类的嘌呤含量。

哪些海菜适合于痛风患者食用？

市场上我们常能见到的海菜主要有紫菜、海带与海白菜。

我们首先说紫菜吧：每100克紫菜中含嘌呤274毫克，属于高嘌呤食物，比大部分的海鲜和淡水鱼类的嘌呤含量都高；所以痛风患者无论是发作期还是缓解期都不建议食用紫菜。

其次关于海带：海带富含Ca、K、Na、Mg等矿物质，属于典型的碱性食物，有利于尿酸排泄；富含甘露醇，有利尿、降压作用；富含褐藻多糖，具有降血脂、抗肿瘤、免疫调节等多种保健功能。可见，海带的营养价值还是很高的。但海带属于中等嘌呤含量食物，因此建议痛风患者在缓解期适量食用。同时需要注意，海带碘含量高，甲亢患者要少吃，甲状腺功能正常的痛风患者可以适量食用。

还有关于海白菜的问题：海白菜是一种藻类植物。从营养学角度来说，海白菜富含多种矿物质和维生素，尤其是碘和硒，具有保护心脏、降低胆固醇的作用。中医认为海白菜性味咸寒，具有清热解毒、软坚散结、利水降压的功效。痛风患者一般都存在高脂血症、高血压，因此吃点海白菜还是不错的。

还有其他许多的海菜，需要具体分析查证其嘌呤含量。对于嘌呤含量过高的食品必须尽可能拒绝进食。

痛风患者能不能吃螃蟹与龙虾？

螃蟹和龙虾属于中等嘌呤含量食物，在痛风患者急性发作期禁用，缓解期可以少量食用。我们吃螃蟹往往是为了吃其中的蟹黄，但是蟹黄的胆固醇含量很高，建议痛风患者吃的时候不要贪多，每周不要超过2次，每次1~2只足矣。龙虾的胆固醇含量不高，可以在缓解期适量食用。

痛风患者能吃豆类食品吗？

研究表明，黄豆的嘌呤含量高，这是无疑的。每100克黄豆中含有75～150毫克的嘌呤。而豆腐，特别是含水量较多的南豆腐，由于其加工过程中嘌呤物质流失转化，其嘌呤含量仅有13毫克左右，远远低于我们日常生活中的很多食品。

所以，虽然大豆的嘌呤含量略高于瘦肉和鱼类，但豆腐、豆腐干等经过加工后，挤去了"黄浆水"溶解了很大一部分嘌呤，嘌呤含量已经大幅度下降，比肉类鱼类还要低。而打豆浆的时候需要加入大量水分，嘌呤已经被稀释，每日喝一小杯豆浆并不会引起嘌呤摄入量的明显增加。至于红豆绿豆之类，原本嘌呤含量就偏低，每天吃的数量又很少，煮粥或打豆浆时加一小把，不会对痛风病人产生不良影响。因此，痛风病人完全可以进食一部分豆类食品；但是在急性发作期，还是建议患者暂缓进食豆类食品；对于痛风性肾病患者还是不建议过多进食豆类制品，当然包括豆浆。

痛风患者能不能吃坚果？

什么是坚果类食品呢？通常指有坚硬外壳的食物，除了花生以外，还有核桃仁、胡桃仁、腰果、白果、板栗、杏仁、各种瓜子、芝麻等。虽然坚果本身嘌呤含量较低，但坚果多数含油脂偏高，吃得过多，很容易令脂肪堆积，形成肥胖。而脂肪具有抑制尿酸排出的作用，一旦尿酸排出受阻，就算再努力控制嘌呤摄入，也可能无济于事。所以建议痛风患者平时少吃点坚果，尽量每天不超过25克。

痛风患者能不能喝果汁？

水果的确属于嘌呤含量低的食物，按照低嘌呤饮食的标准，吃水果是不会有问题的。但最新的研究发现，水果中的果糖会引起尿酸升高，诱发痛风。这是因为，果糖在体内代谢过程中，会产生尿酸，增加血液中尿酸浓度；另外，果糖属于高热量物质，代谢后易增加脂肪，也可影响嘌呤代谢。所以，喝果汁（果汁中的果糖含量往往比较高）或食用果糖含量丰富的水果并不利于降尿酸，痛风病人应尽量避免。常见的含果糖丰富的水果有苹果、梨、芒果等，而柑橘、桃、李、杏等含蔗糖较多，分解代谢后将有一半转化成果糖，也需加以关注。除此之外，蜂蜜含果糖也很高。同时研究发现，常喝可乐等软饮料也会引起尿酸升高。故虽然痛风病人应大量喝水，但绝不能以果汁或软饮料代替。

痛风患者能不能吃樱桃？

樱桃营养丰富，味道甘美，味甜汁多，酸甜适中，满口生津。它既含有碳水化合物、蛋白质，又含有钙、磷、铁和多种维生素。尤其是铁的含量，在水果家族中，一般铁的含量较低，樱桃却卓然不群，一枝独秀：每百克樱桃中含铁量多达5.9毫克，居于水果首位，比苹果、橘子、梨高出20~30倍。维生素A的含量比苹果、橘子、葡萄高4~5倍。且又听痛风病友介绍说，樱桃可以治疗痛风性关节炎，但书中又说痛风患者不能过量进食水果，那么痛风患者到底能不能吃樱桃呢？

波士顿大学一项研究发现，樱桃跟别嘌醇（防治高尿酸血症及痛风等病的常用药物）一起食用，可以使痛风危险降低75%。此外，樱桃中的抗氧化成分可以在人体内发挥抗炎镇痛功效，吃樱桃可以起到每天服用镇痛药的效果。同时有现代研究证明，樱桃中含有丰富的花青素、花色素及维生素E等，均是很有效的抗氧化剂，它们可以促进血液循环，有助尿酸的排泄，能缓解因痛风、关节炎所引起的不适。特别是樱桃中的花青素，对消除肌肉酸痛和发炎十分有效。美国密西根大学研究发现，樱桃中的花青素，能降低发炎的概率，吃20粒樱桃比吃阿司匹林更有效。一般痛风或关节炎病人，食用樱桃几天之内就能起到消肿、减轻疼痛的作用。

但是必须注意：樱桃虽对缓解关节痛有良效，但决不能代替必要的药物治疗。

什么是"黑色食品"？痛风患者能不能吃"黑色食品"？

"黑色食品"主要指含有黑色素和带有黑色字眼的粮、油、果、蔬、菌类食品。常用的黑色食品有：黑米、黑麦、紫米、黑乔麦、黑豆、黑豆豉、黑芝麻、黑木耳、黑香菇、紫菜、发菜、海带、黑桑椹、黑枣、栗子、龙眼肉、黑葡萄、黑松子、乌骨鸡、黑海参、黑蚂蚁菜等。

在国外，"黑色食品"指两个方面：一是具有黑颜色的食品；二是粗纤维含量较高的食品。常见的黑色食品有黑枸杞、黑芝麻、黑豆、黑米、黑荞麦、黑枣、黑葡萄、黑松子、黑香菇、黑木耳、海带、乌鸡、黑鱼、甲鱼等。有的营养学家根据食品的天然颜色和营养的关系，把食物分成四大类：一是以白米、白面和白糖等为代表的白色食品，其营养成分主要是高淀粉、高糖等碳水化合物；二是以猪肉、牛肉、羊肉、鸡肉和兔肉等为代表的红色食品，其主要成分为高蛋白、高脂肪；三是以青菜、青瓜、青果等为代表的青色食品，其主要成分为多种维生素和纤维素；四是以黑米、黑豆、甲鱼、黑木耳、黑蘑菇等为代表的黑色食品，富含蛋白质、脂肪、氨基酸、维生素。

食品专家们认为"黑色食品"不仅给人以质朴、味浓、壮实的食欲感，而且经临床实践证明，经常食用可调节人体生理功能，刺激内分泌系统，促进唾液分泌，有益胃肠消化与增强造血功能，提高血红蛋白含量，并有滋肤美容与乌发等作用，还具有延缓衰老之功用。

按照产品的划分，黑色食品主要包括以下食品：

第一，粮食类：黑豆、豆豉、黑扁豆、黑豇豆、黑麦、黑米、黑谷子、黑玉米、黑芝麻、黑绿豆。

第二，水产品类：黑鱼、青鱼、泥鳅、鳖、乌龟、乌贼鱼、海参、海带、紫菜、菱。

第三，畜禽类：乌骨鸡、黑驴、松花蛋、黑山羊、黑猪。

第四，蔬菜类：黑蒜、黑木耳、蘑菇、草菇、香菇、灵芝、黑芋头、紫苏、蒲苏、墨菜、蕨菜、发菜、食茱萸、黑胡萝卜。

第五，果品类：黑枸杞、蓝莓、乌梅、黑枣、桑葚、黑橄榄、荸荠、桂圆、黑瓜子、黑花生、紫薯、黑葡萄。

第六，调味品：黑酱、酱油、胡椒。

第七，饮料及其他黑色食品：黑加仑、黑啤酒、可口可乐、龟苓膏、黑豆花（腐）、何首乌、黑咖啡、黑豆浆、巧克力。

对照文后的食物嘌呤含量表可知，痛风患者进食"黑色食品"需要辨证分析，不能一概而论。

八、关注并发症，减低危害！

什么是"痛风肾"？

痛风性肾病简称痛风肾，是由于血尿酸产生过多或排泄减少形成高尿酸血症所致的肾损害。痛风性肾病的临床表现可有尿酸结石，小分子蛋白尿、水肿、夜尿、高血压、血尿酸、尿尿酸升高及肾小管功能损害。痛风性肾病在西方国家常见，国内以北方多见，无明显的季节性，肥胖、喜肉食及酗酒者发病率高。尿酸性肾病如能早期诊断并给予恰当的治疗（控制高尿酸血症和保护肾功能），肾脏病变可减轻或停止发展。

痛风肾的临床表现：

早期可有显著的高血压和氮质血症，在病程中有25%病人会夹杂尿路感染，一般来说痛风肾多在不知不觉中发病，而且进展很缓慢，常经历10~20年才发生肾衰。还有约20%的病人并发尿酸性结石，可出现肾绞痛、血尿或尿中排出尿酸石。

中期痛风性肾病：进入此期的病人尿常规检查已有明显改变，蛋白尿变为持续性，尚可发现红细胞或者管型。病人可出现轻度浮肿及低蛋白血症。部分病人可有血压高、腰酸、乏力、头昏、头痛等症状。如果做有关的肾功能检查（肌酐清除率、酚红排泄试验、肾小球滤过率测定等），则可发现有轻至中度肾功能减退，但血中尿素氮与肌酐尚不会有明显升高。所以，肾炎病人了解"痛风肾的早期有哪些症状"的知识是很有必要的。

晚期痛风性肾病：浮肿、高血压、低蛋白血症等更加明显，并可出现贫血。最突出的表现是肾功能不全的加重，尿量逐渐减少，尿素氮、肌酐进行性升高，出现明显的氮质血症。最后发展为尿毒症、肾功能衰竭，只能依靠人工肾维持生命。

治痛风性肾病吃什么好？

一旦出现痛风性肾病征兆，必须立即寻求专科医师专业治疗。但是仍旧必须遵循痛风患者饮食注意事项：

（1）低嘌呤饮食：平时采用低嘌呤饮食。宜选含嘌呤低的食物，如面粉、洋葱、水果、牛奶、鸡蛋等；禁用含高嘌呤食物，如动物内脏、大脑和各种肉汤、肉汁、沙丁鱼、凤尾鱼、鲭鱼、小虾、扁豆、黄豆及菌藻类；粗粮、菠菜、花菜、蕈类、扁豆、禽畜肉类等食物含嘌呤，应谨慎选择。

（2）多饮水：每天的饮水量应达到2500～3000毫升，多吃含水分多的水果和食品，通过增加尿量来帮助肾脏排出尿酸，减轻尿酸对肾脏的损害。

（3）限盐：限制钠盐，以每天2～5克为宜。

（4）多吃碱性食物：蔬菜、水果属碱性食物，碱性环境能提高尿酸盐溶解度，且这类物质富含维生素C，能促进组织内尿酸盐溶解，有利于尿酸排出。一般每天进食蔬菜1千克（含嘌呤的蔬菜应避免），水果4～5次。

（5）禁用刺激性食品：禁用辛辣、刺激性食品，戒烟酒。过去曾认为，痛风患者应禁服茶叶，但现在认为，这些物质在体内代谢并不产生尿酸盐，也不存在痛风石沉积，故可适量选用。

同时可以适当选用合适于患者自己口味的药膳方：

（1）百合汤：百合20～30g，煎汤或蒸熟食，每日1剂，可长期服用。功效：润肺止咳，宁心安神。百合含有秋水仙碱等成分，对痛风性关节炎有防治作用。

（2）百前蜜：百合20g，车前子30g，煎水约500ml，加蜜一勺，调匀服，每日1剂。功效：补肺益气，健脾利尿。车前促进尿酸排出，可防止痛风性关节炎发作。

（3）赤豆薏仁粥：赤小豆50g，薏苡仁50g，熬粥服，每日1剂。功效：补益脾胃，利尿渗湿。有促进尿酸排出作用。

（4）土茯粳米粥：土茯苓30g，粳米50g，先将土茯苓煎成药液，再入粳米熬成稀饭，每日1剂，可经常服用。功用：清热解毒，利湿通络。土茯苓可增加血尿酸的排泄。

（5）山慈菇蜜：山慈菇5g，煎水，加蜂蜜一勺，调匀服，每日1剂。功用：解毒化痰，散结消肿。山慈菇含有秋水仙碱等成分，适用于湿热型急性痛风肾发作期。

（6）桃仁粥：桃仁15g，粳米150g。先将桃仁捣烂如泥，加水研汁，去渣，再入粳米煮粥，每日1剂。功用：活血祛瘀，通络止痛。适用于瘀血痰浊痹阻型痛风肾。

（7）加味萝卜汤：萝卜250g，柏子仁30g。萝卜洗净切丝，用植物油煸炒后，加入柏子仁及清水500ml，同煮至熟，酌加食盐即可。功用：养心安神，利尿渗湿。常服可预防痛风发作。

（8）防风薏米粥：防风10g，薏苡仁30g。水煮至米熟，每日1剂，连服1周。功用：清热祛风行痹。适用于湿热痹阻型痛风肾。

什么是尿酸性尿路结石？

尿酸析出成为结石，与尿pH值关系十分密切，持续性酸性尿使尿酸结石易于形成。反之，尿pH值高，则尿酸溶解度增大，尿pH为6.5时，尿酸结晶可转变为溶于水的尿酸，说明有溶石作用。但当尿pH值大于7.0时则有利于钙石形成。有学者认为尿液的过度碱化，使尿酸结石表面形成磷酸盐外壳，从而阻止尿酸结石的进一步溶解，这就是尿酸性尿路结石与pH之间的关系。

一般结石疾病中，约84%属于单纯性尿酸结石。尿沉渣检查可见细小褐色砂粒。尿酸结石X线能透过，不能在普通X线平片中发现，需通过做B型超声、CT检查、肾盂造影才能确诊。约16%是由钙和尿酸形成的复合结石，X线检查可以显影。如以高尿酸尿症为特征的且有草酸钙结石形成则称为高尿酸症性草酸钙肾石病。

尿酸性尿路结石的症状主要是由于结石对尿路局部刺激、尿路梗阻和感染所引起的，其症状依结石的大小、形状、部位及有无感染等并发症而异。常见症状如下：

（1）血尿：血尿可出现于体力活动如运动、骑车、劳动后。可伴有疼痛，偶见无痛血尿者。一般为镜下血尿，多在尿道有刺痛或堵塞感而就诊时发现。

（2）感染：不少病例因尿流不畅并发尿路感染，表现为发热、膀胱刺激症状。也可继发肾盂肾炎。偶可发生急性肾功能衰竭。巨大结石可引起肾盂肾盏变形和肾盂积水。

（3）疼痛：可以没有任何症状，但约有半数患者有腰及上腹部间歇发作性疼痛的病史。这是由于结石移动进入肾盂输尿管连接处或输尿管时，引起输尿管剧烈蠕动，促使结石排出而出现绞痛和血尿。疼痛位于患侧腰部肾区，并向同侧腹股沟、睾丸或大阴唇放射。绞痛发作时尿量可减少，可伴有尿频、尿急及尿痛的膀胱刺激症状。有的患者疼痛可反复发作。

（4）梗阻：不少肾结石患者尿中常常有鱼子样红褐色结石排出，也可有沙砾样大小不等、色泽不一的结石。有的患者甚至每天都有排石现象，并可引起尿路梗阻出现排尿困难、尿流中断，甚至尿闭，可伴有不同程度的腹肌紧张、反跳痛及肾区叩击痛。

什么是痛风性关节炎？

痛风性关节炎是由于尿酸盐沉积在关节囊、滑囊、软骨、骨质和其他组织中而引起病损及炎性反应,其多有遗传因素,好发于40岁以上男性,多见于第一跖趾关节,也可发生于其他较大关节,尤其是踝部与足部关节。痛风性关节炎临床上多分为三期:

急性关节炎期:多在夜间突然发病,受累关节剧痛,首发关节常累及第一跖趾关节,其次为踝、膝等。关节红、肿、热和压痛,全身无力、发热、头痛等。可持续3~11天。饮酒、暴食、过劳、着凉、手术刺激、精神紧张均可成为发作诱因。

间歇期:为数月或数年,随病情反复发作,间期变短、病期延长、病变关节增多,渐转成慢性关节炎。

慢性关节炎期:由急性发病转为慢性关节炎期平均11年左右,关节出现僵硬畸形、运动受限。30%左右病人可见痛风石和发生肾脏合并症,以及输尿管结石等。晚期有高血压、肾和脑动脉硬化、心肌梗塞。少数病人死于肾功能衰竭和心血管意外。

糖尿病与痛风会同时发生吗?

糖尿病和痛风都属于代谢性疾病,与高脂血症、动脉粥样硬化、冠心病、肥胖、脂肪肝等一起被称为"富贵病"。糖尿病是由糖代谢紊乱引起,以血糖升高为特征,并出现尿糖的一种疾病,其原因是体内胰岛素的绝对或相对(效应差)不足,使进食后进入血液中的葡萄糖不能进入细胞中进一步代谢,导致血糖升高,并有部分糖经肾脏从尿中排出。痛风是由于嘌呤代谢紊乱使血液中尿酸增多而引起的一种表现为关节炎反复急性发作的代谢性疾病。高尿酸血症是痛风的病根所在。临床上很容易并发于糖尿病患者身上。

糖尿病与痛风都是体内代谢异常所引起的疾病,两者有共同的发病基础,营养过剩是其发病因素之一,发病基础均可由于胰岛素抵抗引起。因此,饮食条件优越者易患此病。有人认为肥胖、痛风和糖尿病是三联征,肥胖可诱发高尿酸血症和高血糖。另外因为糖尿病患者调节血糖的胰岛素缺乏，导致体内持续处于高血糖状态，影响其他物质的代谢，致使脂肪、蛋白质、水和电解质代谢发生紊乱。人体内的尿酸是由食物中的嘌呤（蛋白质的中间代谢产物）代谢和体内自身代谢产生的。因此，血糖值高者，尿酸值也会比较高。据不完全统计，糖尿病患者中伴有痛风者约占0.1%～9%，而伴有高尿酸血症者要占2%～50%。糖尿病患者血尿酸水平升高的原因可能是：①糖尿病患者体内黄嘌呤转变为尿酸增多。②2型糖尿病患者常伴有肾脏血流量减少，使肾小球缺氧，乳酸生成增加，与尿酸竞争性排泄，致尿酸排泄减少。③高胰岛素血症：胰岛素能促进肾脏对尿酸的重吸收，致使血尿酸增加。

综上所述，虽然两种病临床表现不同，但却有共同的发病基础，并互相关联，互为因果，互相影响。因此治疗中应注意互相兼顾，综合治疗。一般从膳食治疗、药物治疗、运动治疗、教育和心理治疗、病情监测五方面进行综合治疗，以膳食治疗最为重要。

（1）控制每日膳食总热量，这是膳食治疗的总原则，其他措施不得与此相违背。限制精制糖，多吃含糖低的新鲜蔬菜和水果，以供给充足的无机盐和维生素。限制蛋白质、脂肪和胆固醇摄入量，选用牛奶、鸡蛋等含嘌呤少的食物作为蛋白质来源，少食海鲜、动物内脏、肥肉，食物宜清淡，少用调味品。严格禁酒，多饮水，每日至少2500～3000毫升。

（2）患者到正规医院，请专科医生制订用药方案，千万不要轻信所谓"根治""神效"，因为就目前的医疗水平来说，对此二病还无法根治。

（3）坚持适合自己的体育锻炼，控制理想体重，这点非常重要，因为肥胖可诱发高血糖和高尿酸血症。

（4）树立战胜疾病的信心。在饮食基础上辅以药物治疗并持之以恒，对控制疾病的发展很有益处，可大大减少各种并发症，可以间接起到积极的治疗作用。

总之，糖尿病和痛风是可防、可治的，不防不治会出现多种器官的并发症，延迟和制止病情及并发症的发展与恶化可减少致残致死率，提高患者的生活质量。

高血压与痛风会同时发生吗？

痛风的并发症有很多，高血压也是其中之一。甚至有些学者认为高尿酸血症与高血压可能有相关性，并认为高尿酸血症是高血压的一个危险因子，其具体原因尚不清楚，大多学者认为：可能是痛风体质的一种反应，也可能与高胰岛素血症有关。二者常常相互影响而发病。

痛风对高血压的影响：高血压病人如发生高尿酸血症，其血尿酸水平和肾血流动力学有关，能反映出高血压引起的肾血管损害的程度，并且可以作为肾小球动脉硬化的一个血流动力学指标。病程越长，尿酸越高，病情越严重，肾血流损害越重。其机制尚不清楚，可能是通过尿酸钠结晶直接沉积于小动脉壁而损害动脉内膜引起动脉硬化加重高血压。

高血压对痛风病的影响：一旦痛风病合并有高血压，可影响尿酸排泄，使高尿酸血症更加明显。其机制可能是高血压本身有引起肾功能减退的趋向，进而影响肾排泄尿酸的功能。

附1：原发性痛风诊断和治疗指南

1. 概述

痛风（gout）是一种单钠尿酸盐（monosodium urate，MSU）沉积所致的晶体相关性关节病，与嘌呤代谢紊乱及/或尿酸排泄减少所致的高尿酸血症直接相关，属于代谢性风湿病范畴。痛风特指急性特征性关节炎和慢性痛风石疾病，可并发肾脏病变，重者可出现关节破坏、肾功能受损，也常伴发代谢综合征的其他症候，如腹型肥胖、高脂血症、高血压、2型糖尿病以及心血管疾病。

原发性痛风由遗传因素和环境因素共同致病，具有一定的家族易感性，但除1%左右由先天性嘌呤代谢酶缺陷引起外，绝大多数病因未明。继发性痛风发生在其他疾病（如肾脏病、血液病等）过程中，或由服用某些药物、肿瘤放射治疗、化学治疗等多种原因引起。本章主要介绍原发性痛风。

痛风见于世界各地区、各民族，患病率有所差异，在我国的患病率约为0.15%~0.67%，较以前有明显升高。

2. 临床表现

95%的痛风发生于男性，起病一般在40岁以后，且患病随年龄而增加，但近年来有年轻化趋势；女性患者大多出现在绝经期以后。痛风的自然病程可分为急性发作期、间歇发作期、慢性痛风石病变期。

2.1 症状和体征

2.1.1 急性发作期

发作前可无先兆，典型发作者常于深夜被关节痛惊醒，疼痛进行性加剧，在12小时左右达到高峰，呈撕裂样、刀割样或咬噬样，难以忍受。受累关节红肿灼热、皮肤紧绷、触痛明显、功能受限。多于数天或2周内自行缓解，恢复正常。首次发作多侵犯单关节，50%以上发生在第一跖趾关节，在以后的病程中，90%患者累及该部位。足背、足跟、踝、膝等关节也可受累。部分患者可有发热、寒战、头痛、心悸、恶心等全身症状，可伴有白细胞升高、红细胞沉降率（ESR）增快。

2.1.2 间歇发作期

急性关节炎缓解后一般无明显后遗症状，有时仅有患部皮肤色素沉着、脱屑、刺痒等。多数患者在初次发作后1~2年内复发，随着病情的进展，发作次数逐渐增多，症状持续时间延长，无症状间歇期缩短，甚至症状不能完全缓解，且受累关节逐渐增多，从下肢向上肢、从远端小关节向大关节发展，出现指、腕、肘等关节受累，少数患者可影响到肩、髋、骶髂、胸锁或脊柱关节，可累及关节周围滑囊、肌腱、腱鞘等部位，症状和体征渐趋不典型。

2.1.3 慢性痛风石病变期

皮下痛风石和慢性痛风石性关节炎是长期显著的高尿酸血症未获满意控制，体内尿酸池明显扩大，大量MSU晶体沉积于皮下、关节滑膜、软骨、骨质及关节周围软组织的结果。皮下痛风石发生的典型部位是耳廓，也常见于反复发作的关节周围，以及鹰嘴、跟腱、髌骨滑囊等处。外观为皮下隆起的大小不一的黄白色赘生物，皮肤表面很薄，破溃后排出白色粉状或糊状物，经久不愈。皮下痛风石常与慢性痛风石性关节炎并存。关节内大量沉积的痛风石可造成关节骨质破坏、关节周围组织纤维化、继发退行性改变等。临床表现为持续关节肿痛、压痛、畸形、功能障碍。慢性期症状相对缓和，但也可有急性发作。

2.1.4 肾脏病变

2.1.4.1 慢性尿酸盐肾病：微小的尿酸盐晶体沉积于肾间质，特别是肾髓质部乳状处，导致慢性肾小管-间质性肾炎，引起肾小管萎缩变形、间质纤维化，严重者可引起肾小球缺血性硬化。临床表现为尿浓缩功能下降，出现夜尿增多、低比重尿、小分子蛋白尿、白细胞尿、轻度血尿及管型等。晚期可致肾小球滤过功能下降，出现肾功能不全及高血压、水肿、贫血等。

2.1.4.2 尿酸性尿路结石：尿中尿酸浓度增加呈过饱和状态，在泌尿系统沉积并形成结石，在痛风患者中的发生率在20%以上，且可能出现于痛风关节炎发生之前。结石较小者呈沙砾状随尿排出，可无明显症状。较大者可阻塞尿路，引起肾绞痛、血尿、排尿困难、泌尿系感染、肾盂扩张、积水等。

2.1.4.3 急性尿酸性肾病：血及尿中尿酸水平急骤升高，大量尿酸结晶沉积于肾小管、集合管等处，造成急性尿路梗阻。临床表现为少尿、无尿、急性肾功能衰竭；尿中可见大量尿酸晶体。这种情况在原发性痛风中少见，多由恶性肿瘤及其放射治疗、化学治疗（即肿瘤溶解综合征）等继发原因引起。

2.2 辅助检查

2.2.1 血尿酸的测定：以尿酸酶法应用最广。流行病学研究显示成年男性血尿酸值约为35~70mg/L（1mg/L=5.945μmol/L），女性约为25~60mg/L，绝经期后接近男性。在人体的生理条件下，血中至少98%的尿酸以钠盐的形式存在。MSU的溶解度约为64mg/L，另有4%~5%的MSU与血浆蛋白可逆性结合，因此不分性别、年龄，血清中MSU的最大饱和量约为70mg/L，超过此值即为高尿酸血症。由于血尿酸受多种因素影响而波动，应反复测定。

2.2.2 尿尿酸的测定：多采用尿酸酶法检测。低嘌呤饮食5天后，24小时尿尿酸排泄量>600mg为尿酸生成过多型（约占10%）；<600mg提示尿酸排泄减少型（约占90%），但不能排除同时存在两方面缺陷的情况。

在正常饮食情况下，24小时尿尿酸排泄量以800mg进行区分。这项检查对有痛风家族史、年龄较轻、血尿酸水平明显升高、伴有肾结石的患者更为必要。通过检测，可初步判定高尿酸血症的生化分型，有助于降尿酸药物选择及判断尿路结石的性质。

2.2.3 尿酸盐检查：偏振光显微镜下表现为2~20μm强的负性双折光的针状或杆状的MSU晶体。急性发作期关节滑液中可见白细胞内、外的这种晶体；在痛风石的抽吸物中，也可发现同样晶体；在发作间歇期，曾受累关节的滑液中也有较高的阳性发现率。普通显微镜也可用来观察，但效果较差。

2.2.4 影像学检查：急性发作期仅见受累关节周围非对称性软组织肿胀；反复发作的间歇期可出现一些不典型的放射学改变；慢性痛风石病变期可见MSU晶体沉积造成关节软骨下骨质破坏，出现偏心性圆形或卵圆形囊性变，甚至呈虫噬样、穿凿性缺损，边界较清，相邻的骨皮质可膨起或骨刺样翘起。重者可使关节面破坏，造成关节半脱位或脱位，甚至病理性骨折；也可破坏软骨，出现关节间歇狭窄以及继发退行性改变、局部骨质疏松等。

2.2.5 超声波检查：受累关节的超声波检查可发现关节积液、滑膜增生、关节软骨及骨质破坏、关节内或周围软组织的痛风石、钙质沉积等。超声下出现肾髓质特别是锥体乳头部散在强回声光点，则提示尿酸盐肾病，也可发现X线下不显影的尿酸性尿路结石。超声波检查还可诊断痛风患者经常伴发的脂肪肝。

3. 诊断要点

原发性痛风的诊断在排除继发性因素后，还应包括病程分期、生化分型、是否并发肾脏病变、是否伴发其他相关疾病等内容。痛风各期的诊断常有赖于急性发作史，因此急性痛风性关节炎的诊断最为重要。

3.1 诊断特点

3.1.1 特征性关节炎：多见于中老年男性，部分患者发作前存在明确的诱因，包括进食高嘌呤食物、酗酒、饥饿、疲劳、受凉、外伤、手术等。自限性的急骤进展的关节炎，特别是累及第一跖趾关节时，高度提示痛风。反复发作多年后，关节炎呈慢性化，并可出现皮下痛风石。

3.1.2 高尿酸血症：血尿酸升高是痛风发生的最重要的生化基础和最直接的危险因素。随着血尿酸水平的增高，痛风的患病率也逐渐升高，然而大多数高尿酸血症并不发展为痛风；少部分急性期患者，血尿酸水平也可在正常范围，因此，高尿酸血症不能等同于痛风。仅依据血尿酸水平既不能确定诊断，也不能排除诊断。只有特征性关节炎伴高尿酸血症时，才有助于痛风的临床诊断。

3.1.3 查找MSU晶体：关节滑液或痛风石抽吸物中发现并经鉴定为特异性MSU晶体，是确诊痛风的金标准。对一些不典型的炎性关节炎，在关节滑液中查找MSU晶体更为必要。同时应进行革兰氏染色涂片和病原菌培养，以排除感染性关节炎。

3.1.4 影像学检查：急性期或早期痛风仅有非对称性软组织肿胀，X线检查对诊断帮助不大，对慢性痛风石性痛风可见特征性改变，有助于诊断。同时影像学检查可用于痛风的鉴别诊断。

3.1.5 肾脏病变：大约1/3的痛风患者可出现肾脏病变，主要表现为慢性尿酸盐肾病、尿酸性尿路结石等。除尿常规、肾功能检查外，超声波检查有助于发现肾脏受损情况。

3.2 诊断和鉴别诊断

3.2.1 急性痛风性关节炎：是痛风的主要临床表现，常为首发症状。反复发作的急性关节炎、无症状的间歇期、高尿酸血症，对秋水仙碱治疗有特效的典型病例，临床诊断并不困难，然而也有不典型起病者。在关节滑液或痛风石检测到MSU晶体可以确诊。目前多采用1977年美国风湿病学会（ACR）的分类标准（见表1）进行诊断，同时应与蜂窝织炎、丹毒、感染化脓性关节炎、创伤性关节炎、反应性关节炎、假性痛风等相鉴别。

表1　1977年ACR急性痛风关节炎分类标准

1. 关节液中有特征性尿酸盐结晶，或
2. 用化学的方法或偏光显微镜证实痛风石中含有尿酸盐结晶，或
3. 具备以下12项（临床、实验室、X线表现）中6项

> ① 急性关节炎发作>1次
> ② 炎症反应在1天内达高峰
> ③ 单关节炎发作
> ④ 可见关节发红
> ⑤ 第一跖趾关节疼痛或肿胀
> ⑥ 单侧第一跖趾关节受累
> ⑦ 单侧跗骨关节受累
> ⑧ 可疑痛风石
> ⑨ 高尿酸血症
> ⑩ 不对称关节内肿胀（X线证实）
> ⑪ 无骨侵蚀的骨皮质下囊肿（X线证实）
> ⑫ 关节炎发作时关节液微生物培养阴性

3.2.2 间歇期痛风：此期为反复急性发作之间的缓解状态，通常无明显关节症状，因此间歇期的诊断有赖于既往急性痛风性关节炎反复发作的病史及高尿酸血症。部分病史较长、发作较频繁的受累关节可出现轻微的影像学改变。此期在曾受累关节滑液中发现MSU晶体，可确诊。

3.2.3 慢性期痛风：皮下痛风石多于首次发作10年以上出现，是慢性期标志。反复急性发作多年，受累关节肿痛等症状持续不能缓解，结合骨关节的X线检查及在痛风石抽吸物中发现MSU晶体，可以确诊。此期应与类风湿关节炎、强直性脊柱炎、银屑病关节炎、骨关节炎、骨肿瘤等相鉴别。

3.2.4 肾脏病变：慢性尿酸盐肾病可有夜尿增多，出现尿比重和渗透

压降低、轻度红白细胞尿及管型、轻度蛋白尿等，甚至肾功能不全。此时应与肾脏疾病引起的继发性痛风相鉴别。尿酸性尿路结石则以肾绞痛和血尿为主要临床表现，X线平片大多不显影，而B超检查则可发现，对于肿瘤广泛播散或接受放射治疗、化学治疗的患者突发急性肾功能衰竭，应考虑急性尿酸性肾病，其特点是血及尿中尿酸急骤显著升高。

4. 治疗方案及原则

痛风治疗的目的：①迅速有效地缓解和消除急性发作症状；②预防急性关节炎复发；③纠正高尿酸血症，促使组织中沉积的尿酸盐晶体溶解，并防止新的晶体形成，从而逆转和治愈痛风；④治疗其他伴发的相关疾病。

痛风最佳治疗方案应包括非药物治疗和药物治疗两方面。必要时可选择剔除痛风石、对残毁关节进行矫形等手术治疗，以提高生活质量。

4.1 非药物治疗

患者的教育、适当调整生活方式和饮食结构是痛风长期治疗的基础。①避免高嘌呤饮食：动物内脏（尤其是脑、肝、肾）、海产品（尤其是海鱼、贝壳等软体动物）和浓肉汤含嘌呤较高；鱼虾、肉类、豆类也含一定量的嘌呤；各种谷类、蔬菜、水果、牛奶、鸡蛋等含嘌呤最少，而且蔬菜水果等属于碱性食物，应多进食。②对肥胖者，建议采用低热量、平衡膳食、增加运动量，以保持理想体重。③严格戒饮各种酒类，尤其是啤酒。④每日饮水应在2000ml以上，以保持尿量。

4.2 药物治疗

应按照临床分期进行，并遵循个体化原则。

4.2.1 急性发作期的治疗

以下3类药物均应及早、足量使用，见效后逐渐减停。急性发作期不开始进行降尿酸治疗，已服用降尿酸药物者发作时不需停用，以免引起血尿酸波动，延长发作时间或引起转移性发作。

4.2.1.1 非甾体抗炎药（NSAIDs）：各种NSAIDs均可有效缓解急性痛风症状，现已成为一线用药。非选择性NSAIDs如吲哚美辛等常见的不良反应是胃肠道症状，也可能加重肾功能不全、影响血小板功能等，必要时可加用胃保护剂，活动性消化性溃疡禁用，伴肾功能不全者慎用。选择性环氧化酶（COX）-2抑制剂胃肠道反应少见，但应注意其心血管系统的不良反应。依托考昔（etoricoxib）已被批准用于急性痛风性关节炎的治疗。

4.2.1.2 秋水仙碱：是有效治疗急性发作的传统药物，一般首次剂量1mg，以后每1~2小时予0.5mg，24小时总量不超过6mg。秋水仙碱不良反应较多，主要是严重的胃肠道反应，如恶心、呕吐、腹泻、腹痛等，也可引起骨髓抑制、肝细胞损害、过敏、神经毒性等。不良反应与剂量相关，肾功能不全者应减量使用。低剂量（如0.5mg，每日2次）使用对部分患者有效，不良反应明显减少，但起效较慢，因此在开始用药第1天，可合用NSAIDs。

4.2.1.3 糖皮质激素：治疗急性痛风有明显的疗效，通常用于不能耐受NSAIDs、秋水仙碱或肾功能不全者。单关节或少关节的急性发作，可行关节腔抽液和注射长效糖皮质激素，以减少药物的全身反应，但应排除合并感染。对于多关节或严重的急性发作可口服、肌肉注射、静脉使用中小剂量的糖皮质激素，如口服泼尼松20~30mg/d。为避免停药后症状"反跳"，停药时可加用小剂量秋水仙碱或NSAIDs。

4.2.2 间歇期和慢性期的治疗

旨在长期有效地控制血尿酸水平。使用降尿酸药物指征是：急性痛风复发、多关节受累、痛风石出现、慢性痛风石性关节炎或受累关节出现影像学改变、并发尿酸性肾石病等。治疗目标是使血尿酸<60mg/L，以减少或消除体内沉积的MSU晶体。目前临床应用的降尿酸药物主要有抑制尿酸生成药和促进尿酸排泄药二类，均应在急性发作平息至少2周后，小剂量开始，逐渐加量，根据降尿酸的目标水平在数月内调整至最小有效剂量并长期甚至终身维持。仅在单一药物疗效不好、血尿酸明显升

高、痛风石大量形成时可合用两类降尿酸药。

在开始使用降尿酸药物同时，服用低剂量秋水仙碱或NSAIDs至少1个月，以起到预防急性关节炎复发的作用。

4.2.2.1 抑制尿酸生成药：通过抑制黄嘌呤氧化酶（xanthine oxidase，XO），阻断次黄嘌呤、黄嘌呤转化为尿酸，从而降低血尿酸水平。广泛用于原发性及继发性高尿酸血症，尤其是尿酸产生过多型或不宜使用促尿酸排泄药者。目前在我国这类药物只有别嘌醇（allopurinol）一种。

别嘌醇：初始剂量100mg/d，以后每2~4周增加100mg，直至100~200mg，每日3次（每日剂量在300mg以内，也可1次服用）。本品不良反应包括胃肠道症状、皮疹、药物热、肝酶升高、骨髓抑制等，应予监测。大约5%患者不能耐受。偶有严重的超敏反应综合征，表现为高热、嗜酸细胞增高、毒性上皮环死及剥脱性皮炎、进行性肝肾功能衰竭，甚至死亡。仅对皮疹等轻微反应者考虑住院进行脱敏治疗，不能用于严重反应者。肾功能不全会增加不良反应风险，应根据肾小球滤过率减量使用。部分患者在长期用药后产生耐药性，使疗效降低。

4.2.2.2 促尿酸排泄药：主要通过抑制肾小管重吸收，增加尿酸排泄，从而降低血尿酸。主要用于尿酸排泄减少型，以及对别嘌醇过敏或疗效不佳者。肾功能异常影响其疗效。由于这类药物可使尿中尿酸含量增高，一般慎用于存在尿路结石或慢性尿酸盐肾病的患者，急性尿酸性肾病禁用。在用药期间，特别是开始用药数周内应碱化尿液并保持尿量。①丙磺舒（probenecid）：初始剂量0.25g，每日2次，渐增至0.5g，每日3次，每日最大剂量2g。主要不良反应有胃肠道症状、皮疹、药物热、一过性肝酶升高及粒细胞减少。对磺胺过敏者禁用。②苯磺唑酮（sulfinpyrazone）：初始剂量50mg，每日2次，渐增至100mg，每日3次，每日最大剂量600mg。主要不良反应有胃肠道症状、皮疹、粒细胞减少、偶见肾毒性反应。本品有轻度水钠潴留作用，对慢性心功能不全者慎用。③苯溴马隆（benzbromarone）：初始剂量25mg/d，渐增至50~100mg，每日1次。根据血尿酸水平调节至维持剂量，并长期用药。

本品可用于轻、中度肾功能不全，但血肌酐<20ml/min时无效。不良反应少，包括胃肠道症状（如腹泻）、皮疹、肾绞痛、粒细胞减少等，罕见严重的肝毒性作用。

4.2.2.3 新型降尿酸药：国外一些新型降尿酸药物已用于临床或正在进行后期的临床观察，预计不久将在我国使用。（1）奥昔嘌醇（oxypurinol）：本品是别嘌醇氧化的活性代谢产物，其药物作用和疗效与别嘌醇相似，但不良反应相对较少。适用于部分对别嘌醇过敏的患者，然而二者之间仍存在30%左右的交叉反应。（2）非布索坦（febuxostat）：这是一种分子结构与别嘌醇完全不同的非嘌呤类降尿酸药物，特异性抑制氧化型及还原型XO，疗效优于别嘌醇。适用于别嘌醇过敏的患者。此外由于本品同时在肝脏代谢和肾脏清除，不完全依赖肾脏排泄，因此可用于轻中度肾功能不全者。不良反应主要有肝功能异常，其他有腹泻、头痛、肌肉骨骼系统症状等，大多为一过性轻中度反应。（3）尿酸酶（uricase）：人类缺少尿酸酶，无法将尿酸进一步氧化为更易溶解的尿囊素等排出体外。生物合成的尿酸氧化酶从这一机制上降低血尿酸。目前主要有：①重组黄曲霉菌尿酸氧化酶（rasburicase）；②聚乙二醇化重组尿酸氧化酶（PEG-uricase）。二者均有快速、强力的降低血尿酸疗效，主要用于重度高尿酸血症、难治性痛风，特别是肿瘤溶解综合征患者。前者免疫原性较高，易引起超敏反应及耐药性，且半衰期短，需频繁给药，后者在这些方面有所改进。本品的其他不良反应有待长期观察。

4.2.2.4 碱性药物：尿中的尿酸存在非离子化（即游离尿酸）和离子化（即尿酸盐）2种形式，作为弱有机酸，尿酸在碱性环境中可转化为溶解度更高的尿酸盐，利于肾脏排泄，减少尿酸沉积造成的肾脏损害。痛风患者的尿pH值往往低于健康人，因此在降尿酸治疗的同时通过下列药物碱化尿液，特别是在开始服用促尿酸排泄药期间。应定期监测尿pH值，使之保持在6.5左右，同时保持尿量，是预防和治疗痛风相关肾脏病变的必要措施。①碳酸氢钠片：口服每次0.5~2.0g，每日3次。由于本品在胃中产生CO_2，增加胃内压，常见嗳气、腹胀等症状，也可加重胃溃疡；长期大量服用，可引起碱血症及电解质紊乱，充血性心力衰竭、水肿、肾功能不全者慎用。②枸橼酸钾钠合剂：Shohl溶液（枸橼酸钾140g，枸橼酸钠98g，加蒸馏水至1000ml），每次10~30ml，每日3次。使用时应监测血钾浓度，避免发生高钾血症。此外也可选用枸橼酸钾钠颗粒剂、片剂等。

4.2.3 肾脏病变的治疗

痛风相关的肾脏病变均是降尿酸药物治疗的指征，应选用别嘌醇，同时均应碱化尿液并保持尿量。慢性尿酸盐肾病如需利尿时，避免使用影响尿酸排泄的噻嗪类利尿剂及呋塞米利尿酸等，其他处理同慢性肾炎。如果出现肾功能不全，可行透析治疗，必要时可做肾移植。对于尿酸性尿路结石，经过合理的降尿酸治疗，大部分可溶解或自行排出，体积大且固定者可行体外冲击碎石、内镜取石或开放手术取石。对于急性尿酸性肾病这一急危重症，迅速有效地降低急骤升高的血尿酸，除别嘌醇外，尿酸酶的使用是正确选择，其他处理同急性肾功能衰竭。

4.2.4 相关疾病的治疗

痛风常伴发代谢综合征中的一种或数种，这些疾病的存在也会增加痛风发生的危险。因此在痛风治疗的同时，应积极治疗相关的伴发疾病。在治疗这些疾病的药物中有些通过增加尿酸清除等机制，兼具弱的降血尿酸作用，值得选用，但不主张单独用于痛风的治疗：①降脂药：非诺贝特（fenofibrate）、阿托伐他汀（atorvastatin）、降脂酰胺（halofenate）；②降压药：氯沙坦（losartan）、氨氯地平（amlodipine）；③降糖药：醋磺己脲（acetohexamide）等，其中对非诺贝特、氯沙坦研究较多。

4.3 无症状高尿酸血症的处理原则

尽管高尿酸血症与痛风性急慢性关节炎、肾脏疾病密切相关，与代谢综合征的其他组分可能存在某些关联，但尚无直接证据表明溶解于血液中的尿酸对人体有害，除非特别严重的或急性血尿酸升高。因此无症状高尿酸血症应以非药物治疗为主,一般不推荐使用降尿酸药物。但在经过饮食控制血尿酸仍高于90mg/L,有家族史,或伴发相关疾病的血尿酸高于80mg/L的患者,可进行降尿酸治疗。

5. 预后

痛风的病因和发病机制较为清楚,诊断并不困难,预防和治疗有效,因此预后相对良好。如果及早诊断并进行规范治疗,大多数痛风患者可正常工作生活。慢性期病变经过治疗有一定的可逆性,皮下痛风石可缩小或消失,关节症状和功能可获改善,相关的肾脏病变也可减轻、好转。患者起病年龄小、有阳性家族史、血尿酸显著升高、痛风频发,提示预后较差。伴发高血压、糖尿病或其他肾病者,肾功能不全的风险增加,甚至危及生命。

附2：高尿酸血症和痛风治疗的中国专家共识

【共识要点】目前中国高尿酸血症（HUA）呈现高流行、年轻化、男性高于女性、沿海高于内地趋势。高尿酸血症是多种心血管危险因素及相关疾病（代谢综合征、2型糖尿病、高血压、心血管事件及死亡、肾病等）的独立危险因素。高尿酸血症治疗前建议进行分型诊断，以利于治疗药物的选择。生活方式指导、消除引起高尿酸血症的因素是预防高尿酸血症的核心策略。痛风作为与高尿酸血症直接因果相关的疾病，应严格控制血尿酸360μmol/L以下，最好达300μmol/L，并长期维持。对于无症状的高尿酸血症，也应予以积极地分层治疗。

20世纪80年代以来，随着我国人民生活水平的不断提高，高尿酸血症（hyperuricemia，HUA）的患病率呈逐年上升趋势，特别是在经济发达的城市和沿海地区，高尿酸血症患病率达5%～23.5%，接近西方发达国家水平。

高尿酸血症与痛风之间密不可分，并且是代谢性疾病[糖尿病、代谢综合征（metabolicsyndrome，MS）、高脂血症等]、慢性肾病、心血管疾病、脑卒中的独立危险因素。近年来，国内外对于高尿酸血症与代谢性疾病及其他系统疾病的相关性有了更多新的研究和认识。但对于无症状高尿酸血症是否有必要治疗及治疗标准等问题，尚未达成一致意见。因此，中华医学会内分泌学分会组织专家共同制定《高尿酸血症和痛风治疗中国专家共识》，为临床上有效控制高尿酸血症提供指导。

一、高尿酸血症的流行病学及其危害

高尿酸血症的流行总体呈现逐年升高的趋势，男性高于女性，且有一定的地区差异，南方和沿海经济发达地区较同期国内其他地区患病率高，可能与该地区人们摄入较多含嘌呤高的海产品、动物内脏、肉类食品以及大量饮用啤酒等因素有关。更重要的是，高尿酸血症的患病人群呈现年轻化的趋势。

据统计，20世纪80年代欧美国家高尿酸血症患病率为2%～18%。1998年上海高尿酸血症患病率为10.1%；2003年南京高尿酸血症患病率为13.3%，2004年广州患病率高达21.8%；2009年山东高尿酸血症患病率为16.99%，较同地区2004年数据明显增加，而且随着年龄增长而增高。2010年江苏农村高尿酸血症患病率达12.2%。同期黑龙江、内蒙古高尿酸血症患病率达13.7%，且男性高达21%。2006年宁波男、女性高尿酸血症患病年龄分别为（43.6±12.9）岁和（55.7±12.4）岁，比1998年的上海调查结果中男、女性患病年龄分别提前15岁和10岁。

在高尿酸血症高流行的同时，大量的研究证据凸显了高尿酸血症的危害。高尿酸血症与代谢综合征（MS）、2型糖尿病、高血压、心血管疾病、慢性肾病、痛风等密切相关，是这些疾病发生发展的独立危险因素。

MS是一组复杂的代谢紊乱症候群，其发生可能与胰岛素抵抗有关。MS的患病率随着血尿酸的升高而升高。当血尿酸<360、360～414、420～474、480～534、540～594和>600μmol/L（注：尿酸单位化学换算关系为1mg/dl=59.5μmol/L，参照新的文献及临床方便性考虑，本文按1mg/dl=60μmol/L进行换算）时，MS的发生率分别为18.9%、36.0%、40.8%、59.7%、62.0%和70.7%，呈显著正相关。血尿酸水平与胰岛素抵抗显著相关，与体重指数和腰围、总胆固醇、甘油三酯、低密度脂蛋白胆固醇呈正相关，与高密度脂蛋白胆固醇呈负相关。

高尿酸血症是2型糖尿病发生发展的独立危险因素，2型糖尿病发病风险随着血尿酸水平的升高而增加。一项国内的研究发现，高尿酸血症患者发生糖尿病的风险较血尿酸正常者增加95%。将血尿酸按四分位分层后，最高分位组较最低分位组糖尿病风险分别增加145%（男性）及39%（女性）。普通人群中血尿酸水平每增加60μmol/L，新发糖尿病的风险增加17%。

血尿酸是高血压发病的独立危险因素，二者可能存在因果关系。尿酸与肾动脉性高血压相关，尤其是使用利尿剂者。血尿酸水平每增加60μmol/L，高血压发病相对危险增加13%。一项动物实验通过诱导剂使大鼠血尿酸水平在7周内升高96μmol/L，收缩压随之平均增加2.2mmHg（1mmHg=0.133kPa）。如果同时给予降低血尿酸药物使血尿酸达到正常后，则血压不再升高。提示高尿酸与血压升高存在某些因果关系。

血尿酸可预测心血管，是预测心血管事件发生的独立危险因素。meta分析结果显示，在校正了年龄、性别、高血压、糖尿病、吸烟和高胆固醇血症因素后，高尿酸血症患者的冠心病（coronaryheardisease，CHD）总体发生风险为1.09，高尿酸血症患者CHD死亡的风险为1.16。血尿酸每增加60μmol/L，与正常血尿酸相比，CHD死亡的风险增加12%。

女性患者的相关性更为显著。高尿酸血症显著增加心血管死亡风险，可能与高尿酸血症降低CHD患者经皮冠状动脉介入治疗（percutaneouscoronaryintervention，PCI）后血流及再灌注、再狭窄增加的风险有关。高尿酸血症更是心衰、缺血性卒中发生及死亡的独立危险因素。降低血尿酸可以显著改善冠脉血流及扩张型心肌病的左室功能，减少高血压肾病患者心血管及全因死亡的风险。

血尿酸水平升高可导致急性尿酸性肾病、慢性尿酸性肾病和肾结石，增加发生肾功能衰竭的风险。而肾功能不全又是痛风的重要危险因素。大量研究证实，随着血尿酸的增高，慢性肾病（CKD）、糖尿病肾病的患病率显著增加，而生存率显著下降，而且，血尿酸也是急慢性肾功能衰竭发生及不良预后的强有力预测因素。而肾功能不全,肾小球滤过率（eGFR）<60ml·min·1.73m时痛风的风险急剧增加。降低血尿酸对肾脏疾病的控制有益。在日本,对于CKD3级以上的患者,常规治疗方案推荐使用别嘌呤醇及苯溴马隆,通过降尿酸治疗延缓CKD进展,预防心血管事件发生。

高尿酸血症是痛风发生的最重要的生化基础和最直接病因。痛风特指急性特征性关节炎和慢性痛风石疾病,可并发肾脏病变,重者可出现关节破坏、肾功能受损。随着血尿酸水平的增高,痛风的患病率也逐渐升高,但是大多数高尿酸血症并不发展为痛风,只有尿酸盐结晶在机体组织中沉积下来造成损害才出现痛风。少部分急性期患者血尿酸水平也可在正常范围。因此,高尿酸血症不能等同于痛风。仅依据血尿酸水平既不能确定诊断,也不能排除诊断。溶解尿酸盐结晶必须降低血尿酸水平。

在一项随访2～10年的研究中,血尿酸>360μmol/L时,87.5%患者出现膝关节液尿酸盐结晶,而血尿酸≤360μmol/L者只有43.8%（7/16）。另有研究显示,控制血尿酸<360μmol/L时,痛风性关节炎的发作在最近1年内只有1次,而血尿酸>360μmol/L患者则有6次。在3年的临床观察期间,血尿酸水平越高,1年后痛风的复发率也越高,显示出血尿酸为360μmol/L与痛风发作的显著相关性。将血尿酸控制在300μmol/L以下则有利于痛风石的溶解。

二、高尿酸血症的诊断标准和分型

国际上将高尿酸血症的诊断定义为:正常嘌呤饮食状态下,非同日2次空腹血尿酸水平:男性>420μmol/L,女性>360μmol/L。

分型诊断:高尿酸血症患者低嘌呤饮食5天后,留取24小时尿检测尿尿酸水平。根据血尿酸水平和尿尿酸排泄情况分为以下三型:（1）尿酸排泄不良型:尿酸排泄<0.48mg/kg/h,尿酸清除率<6.2ml/min。（2）尿酸生成过多型:尿酸排泄>0.51mg/kg/h,尿酸清除率≥6.2ml/min。

（3）混合型：尿酸排泄>0.51mg／kg／h，尿酸清除率<6.2ml／min。[注：尿酸清除率（Cua）=尿尿酸×每分钟尿量／血尿酸]考虑到肾功能对尿酸排泄的影响，以肌酐清除率（Ccr）校正，根据Cua/Ccr比值对高尿酸血症分型如下：>10%为尿酸生成过多型，<5%为尿酸排泄不良型，5%～10%为混合型。

临床研究结果显示，90%的原发性高尿酸血症属于尿酸排泄不良型。

三、高尿酸血症的筛查和预防

高尿酸血症的高危人群包括：高龄、男性、肥胖、一级亲属中有痛风史、静坐的生活方式等。对于高危人群，建议定期进行筛查，通过检测血尿酸，及早发现高尿酸血症。预防高尿酸血症应避免下列各种危险因素。

1.饮食因素：高嘌呤食物如肉类、海鲜、动物内脏、浓的肉汤、饮酒（尤其是啤酒）等均可使血尿酸水平升高。

2.疾病因素：高尿酸血症多与心血管和代谢性疾病伴发，相互作用，相互影响。因此应注意对这些患者进行血尿酸检测，及早发现高尿酸血症。

3.避免长期使用可能造成尿酸升高的治疗伴发病的药物：建议经过权衡利弊后去除可能造成尿酸升高的药物，如噻嗪类及利尿剂、烟酸、小剂量阿司匹林等。对于需服用利尿剂且合并高尿酸血症的患者，避免应用噻嗪类利尿剂。而小剂量阿司匹林（<325mg／d）尽管升高血尿酸，但作为心血管疾病的防治手段不建议停用。

四、高尿酸血症患者血尿酸的控制目标及干预治疗切点

控制目标：血尿酸<360μmol／L（对于有痛风发作的患者，血尿酸

宜<300μmol/L）。

干预治疗切点：血尿酸>420μmol/L（男性），>360μmol/L（女性）。

大量研究证实，血尿酸水平超过正常范围或者正常高限时，多种伴发症的发生风险增加（见表2），建议对于高尿酸血症合并心血管危险因素和心血管疾病者，应同时进行生活指导及药物降尿酸治疗，使血尿酸长期控制在<360μmol/L。对于有痛风发作的患者，则需将血尿酸长期控制在300μmol/L以下，以防止反复发作。对于无心血管危险因素或无心血管伴发疾病的高尿酸血症者，建议对于此类患者仍给予以下相应的干预方案。

表2 血尿酸水平超过正常范围或者正常高限时多种伴发症的发生风险增加

作者	试验类型	血尿酸研究切点	研究结果
Dehghan A, et al	前瞻性队列研究	>370μmol/L	4536名入选时无糖尿病的受试者，平均随访10.1年。血尿酸>370μmol/L者比<276μmol/L者患糖尿病风险增加68%
Michiel J, et al	前瞻性队列研究	>381μmol/L	4385例既往无CHD和脑卒中的患者，随访8.4年。血尿酸>381μmol/L与<251μmol/L组比较，发生CVD和心肌梗死的风险分别为1.68（1.24~2.27）和1.87（1.12~3.13）
Kanbay M, et al	前瞻性队列研究	男>420μmol/L 女>360μmol/L	303例慢性肾病3~5期者，平均随访39个月（6~46个月）。46个月存活率分别为98.7%（正常血尿酸组），85.8%（HUA组），2组有显著性差异（P=0.002）
Iseki K, et al	前瞻性队列研究	>300μmol/L	在6403例人群中2年的调查，与血尿酸<300μmol/L者相比，>480μmol/L者肌酐显著升高

五、高尿酸血症的治疗

（一）一般治疗

1.生活方式指导：生活方式改变包括：健康饮食、限制烟酒、坚持运动和控制体重等。改变生活方式同时也有利于对伴发症（例如CHD、肥胖、MS、糖尿病、高脂血症及高血压）的管理。积极开展患者医学教育，提高患者防病治病的意识，提高治疗依从性。meta分析显示饮食治疗大约可以降低10%~18%的血尿酸或使血尿酸降低70~90μmol／L。

（1）健康饮食：已有痛风、高尿酸血症、有代谢性和心血管危险因素及中老年人群，饮食应以低嘌呤食物为主，建议见表3。

（2）多饮水，戒烟限酒：每日饮水量保证尿量在1500ml／d以上，最好>2000ml／d。同时提倡戒烟，禁啤酒和白酒，如饮红酒宜适量。

（3）坚持运动，控制体重：每日中等强度运动30分钟以上。肥胖者应减体重，使体重控制在正常范围。

表3　高尿酸血症的饮食建议

避免	限制	鼓励
内脏等高嘌呤食物（肝、肾）	牛、羊、猪肉，富含嘌呤的海鲜	低脂或无脂食品
高果糖谷物糖浆的饮料（如水、果汁）或食物	天然水果汁、糖、甜点、盐（包括酱油和调味汁）	蔬菜
酒精滥用（发作期或进展期者严格禁酒）	酒精（尤其是啤酒，也包括白酒）	

2.适当碱化尿液：当尿pH6.0以下时，需碱化尿液。尿pH6.2~6.9有利于尿酸盐结晶溶解和从尿液排出，但尿pH>7.0易形成草酸钙及其他类结石。因此碱化尿液过程中要检测尿pH。

常用药物：碳酸氢钠或枸橼酸氢钾钠。

口服碳酸氢钠（小苏打）：每次1g，每日3次。由于本品在胃中产生二氧化碳，可增加胃内压，并可引起嗳气和继发性胃酸分泌增加，长期大量服用可引起碱血症，并因钠负荷增加诱发充血性心力衰竭和水肿。晨尿酸性时，晚上加服乙酰唑胺250mg，以增加尿酸溶解度，避免结石形成。

枸橼酸钾钠合剂Shohl溶液（枸橼酸钾140g，枸橼酸钠98g，加蒸馏水至1000ml）：每次10~30ml，每日3次。使用时应监测血钾浓度，避免发生高钾血症。

枸橼酸氢钾钠颗粒：该药不能用于急性或慢性肾衰竭患者，或当绝对禁用氯化钠时不能使用。枸橼酸氢钾钠也禁用于严重的酸碱平衡失调（碱代谢）或慢性泌尿道尿素分解菌感染。

（二）积极治疗与血尿酸升高相关的代谢性及心血管危险因素

积极控制肥胖、MS、2型糖尿病、高血压、高脂血症、CHD或卒中、慢性肾病等。二甲双胍、阿托伐他汀、非诺贝特、氯沙坦、氨氯地平在降糖、调脂、降压的同时，均有不同程度的降尿酸作用，建议可按患者病情适当选用。

（三）痛风的治疗路径

高尿酸血症的治疗是痛风预防和治疗的关键部分。本共识推荐痛风治疗路径见图1。

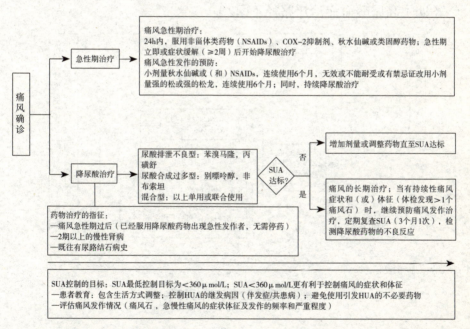

注：SUA：血尿酸；HUA：高尿酸血症

图1 痛风的治疗路径

约11%~49%的痛风患者在急性期时血尿酸在正常值范围内。回顾性分析发现81%血尿酸正常的新诊断痛风患者在1个月左右尿酸均会升高。痛风急性/发作期但血尿酸正常可能的原因有：（1）在急性炎症及应激情况下，血尿酸作为"负的"急性期反应物临时降低；（2）在急性期肾脏排泄尿酸增加；（3）还有些患者在痛风发作时停止了一些引起高尿酸血症的因素，如停用利尿剂、减肥或戒啤酒。因此血尿酸作为痛风急性发作期的诊断价值有限。

确诊痛风后血尿酸的控制目标要低于诊断标准，即均要长期控制至<360μmol/L，以维持在尿酸单钠的饱和点之下，而且有证据显示血尿酸<300μmol/L将防止痛风反复发作。因此建议，只要痛风诊断确立，待急性症状缓解（≥2周）后开始降尿酸治疗；也可在急性期抗炎治疗的基础上立即开始降尿酸治疗，维持血尿酸在目标范围内。

（四）高尿酸血症治疗路径（图2）

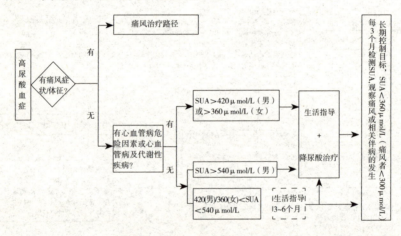

注：SUA：血尿酸

图2 高尿酸血症治疗路径

（五）降尿酸药物的选择

可以根据患者的病情及高尿酸血症分型，药物的适应证、禁忌证及其注意事项等进行药物的选择和应用。目前临床常见药物包含抑制尿酸合成的药物和增加尿酸排泄的药物,其代表药物分别为别嘌呤醇和苯溴马隆。

1.抑制尿酸合成的药物——黄嘌呤氧化酶抑制剂

黄嘌呤氧化酶抑制剂(xanthineoxidaseinhibitors,XOI):XOI抑制尿酸合成,包括别嘌呤醇及非布索坦。别嘌呤醇及其代谢产物氧嘌呤醇通过抑制黄嘌呤氧化酶的活性(后者能使次黄嘌呤转为黄嘌呤,再使黄嘌呤转变成尿酸),使尿酸生成减少。

(1)别嘌醇

适应症:①慢性原发性或继发性痛风的治疗,控制急性痛风发作时,须同时应用秋水仙碱或其他消炎药,尤其是在治疗开始的几个月内。②用于治疗伴有或不伴有痛风症状的尿酸性肾病。③用于反复发作性尿酸结石患者。④用于预防白血病、淋巴瘤或其他肿瘤在化疗或放疗后继发的组织内尿酸盐沉积、肾结石等。

用法及用量:①小剂量起始,逐渐加量。初始剂量每次50mg,每日2~3次。小剂量起始可以减少早期治疗开始时的烧灼感,也可以规避严重的别嘌呤醇相关的超敏反应。2~3周后增至每日200~400mg,分2~3次服用;严重痛风者每日可用至600mg。维持量成人每次100~200mg,每日2~3次。②肾功能下降时,如Ccr<60ml/min,别嘌呤醇应减量,推荐剂量为50~100mg/d,Ccr<15ml/min禁用。儿童治疗继发性高尿酸血症常用量:6岁以内每次50mg,每日1~3次;6~10岁,每次100mg,每日1~3次。剂量可酌情调整。同样需要多饮水,碱化尿液。

注意事项:别嘌呤醇的严重不良反应与所用剂量相关,当使用最小有效剂量能够使血尿酸达标时,尽量不增加剂量。

不良反应:包括胃肠道症状、皮疹、肝功能损害、骨髓抑制等,应予监测。大约5%患者不能耐受。偶有发生严重的"别嘌呤醇超敏反应综合征"。

禁忌症:对别嘌呤醇过敏、严重肝肾功能不全和明显血细胞低下者、孕妇、有可能怀孕妇女以及哺乳期妇女禁用。密切监测别嘌呤醇的超敏反应。主要发生在最初使用的几个月内，最常见的是剥脱性皮炎。使用噻嗪类利尿剂及肾功能不全是超敏反应的危险因素。超敏反应在美国发生率是1∶1000。比较严重的有Stevens-Johnson综合征、中毒性表皮坏死松解症、系统性疾病（嗜酸性粒细胞增多症、脉管炎以及主要器官的疾病），文献报道死亡率达20%~25%。

已有研究证明别嘌呤醇相关的严重超敏反应与白细胞抗原（HLA）-B*5801密切相关，而朝鲜族CKD3期患者（HLA-B*5801等位基因频率为12%）或者是中国汉族、泰国人（HLA-B*5801等位基因频率为6%~8%）中HLA-B*5801阳性者比白人高（白人HLA-B*5801等位基因频率仅为2%），发生超敏反应的风险更大。因此，2012年美国风湿病学会（ACR）建议：亚裔人群在使用别嘌呤醇前，应该进行HLA-B*5801快速PCR检测，而2008年我国台湾地区已经对于准备使用别嘌呤醇的患者实施该基因的检测，对于结果阳性的患者禁止使用，因此建议有条件时在用药前先进行基因检测。

（2）非布司他

2009年美国食品药品监督管理局（FDA）批准了一种治疗高尿酸血症的痛风药物——非布司他（febuxostat，商品名ULORIC）上市，2013年中国国家食品药品监督管理总局（CFDA）批准非布司他在中国上市。此药为非嘌呤类黄嘌呤氧化酶选择性抑制剂，常规治疗浓度下不会抑制其他参与嘌呤和嘧啶合成与代谢的酶，通过抑制尿酸合成降低血清尿酸浓度。

适应症：适用于痛风患者高尿酸血症的长期治疗。不推荐用于无临床症状的高尿酸血症。

用法及用量：①非布司他片的口服推荐剂量为40mg或80mg，每日1次。推荐非布司他片的起始剂量为40mg，每日1次。如果2周后，血尿酸水平仍不低于6mg/dl（约360μmol/L），建议剂量增至80mg，每日1次。②给药时，无须考虑食物和抗酸剂的影响。③轻、中度肾功能不全（Ccr30~89ml/min）的患者无须调整剂量。

不良反应：常见药物不良反应（>1/100，<1/10）主要有肝功能异常、恶心、关节痛、皮疹。

禁忌症：本品禁用于正在接受硫唑嘌呤、巯嘌呤治疗的患者。

注意事项：在服用非布司他的初期，经常出现痛风发作频率增加。这是因为血尿酸浓度降低，导致组织中沉积的尿酸盐动员。为预防治疗初期的痛风发作，建议同时服用非甾体类抗炎药或秋水仙碱。在非布司他治疗期间，如果痛风发作，无须中止非布司他治疗。应根据患者的具体情况，对痛风进行相应治疗。

2.增加尿酸排泄的药物：抑制尿酸盐在肾小管的主动再吸收，增加尿酸盐的排泄，从而降低血中尿酸盐的浓度。可缓解或防止尿酸盐结晶的生成，减少关节的损伤，亦可促进已形成的尿酸盐结晶的溶解。由于90%以上的高尿酸血症为肾脏尿酸排泄减少所致，促尿酸排泄药适用人群更为广泛。代表药物为苯溴马隆和丙磺舒。在使用这类药物时要注意多饮水和使用碱化尿液的药物。此外，在使用此类药物之前要测定尿尿酸的排出量，如果患者的24小时尿尿酸的排出量已经增加（>3.54mmol）或有泌尿系结石则禁用此类药物，在溃疡病或肾功能不全者慎用。

（1）苯溴马隆

适应症：原发性和继发性高尿酸血症，痛风性关节炎间歇期及痛风结节肿等。长期使用对肾脏没有显著影响，可用于Ccr>20ml/min的肾功能不全患者。对于Ccr>60ml/min的成人无须减量，每日50~100mg。通常情况下服用苯溴马隆6~8天血尿酸明显下降，降血尿酸强度及达标率强于别嘌呤醇，坚持服用可维持体内血尿酸水平达到目标值。长期治疗1年以上（平均13.5个月）可以有效溶解痛风石。该药与降压、降糖和调脂药物联合使用没有药物相互影响。

用法及用量：成人开始剂量为每次口服50mg，每日1次，早餐后服用。用药1~3周检查血尿酸浓度，在后续治疗中，成人及14岁以上患者每日50~100g。

不良反应：可能出现胃肠不适、腹泻、皮疹等，但较为少见。罕见肝功能损害，国外报道发生率为1／17000。

禁忌症：①对本品中任何成分过敏者。②严重肾功能损害者（肾小球滤过率低于20ml／min）及患有严重肾结石的患者。③孕妇、有可能怀孕妇女以及哺乳期妇女禁用。

注意事项：治疗期间需大量饮水以增加尿量（治疗初期饮水量不得少于1500～2000ml），以促进尿酸排泄。避免排泄尿酸过多而在泌尿系统形成结石。在开始用药的前2周可酌情给予碳酸氢钠或枸橼酸合剂，使患者尿液的pH值控制在6.2～6.9之间。定期测量尿液的酸碱度。

（2）丙磺舒

用法及用量：成人1次0.25g，1日2次，1周后可增至1次0.5g，1日2次。根据临床表现及血和尿尿酸水平调整药物用量，原则上以最小有效量维持。

注意事项：不宜与水杨酸类药、阿司匹林、依他尼酸、氢氯噻嗪、保泰松、吲哚美辛及口服降糖药同服。服用本品时应保持摄入足量水分（每天2500ml左右），防止形成肾结石，必要时同时服用碱化尿液的药物。定期检测血和尿pH值、肝肾功能及血尿酸和尿尿酸等。

禁忌症：①对本品及磺胺类药过敏者。②肝肾功能不全者。③伴有肿瘤的高尿酸血症者，或使用细胞毒的抗癌药、放射治疗患者因可引起急性肾病，均不宜使用本品。有尿酸结石的患者属于相对禁忌症。也不推荐儿童、老年人、消化性溃疡者使用。痛风性关节炎急性发作症状尚未控制时不用本品。如在本品治疗期间有急性发作，可继续应用原来的用量，同时给予秋水仙碱或其他非甾体抗炎药治疗。

（3）尿酸酶（uricase）

尿酸酶可催化尿酸氧化为更易溶解的尿囊素，从而降低血尿酸水平。生物合成的尿酸氧化酶主要有：

①重组黄曲霉菌尿酸氧化酶（Rasburicase），又名拉布立酶，粉针剂，目前适用于化疗引起的高尿酸血症患者。②聚乙二醇化重组尿酸氧化酶（PEG，uricase），静脉注射使用。二者均有快速、强力降低SUA的

疗效。主要用于重度高尿酸血症、难治性痛风，特别是肿瘤溶解综合征患者。③培戈洛酶（Pegloticase），一种聚乙二醇化尿酸特异性酶，已在美国和欧洲上市，用于降尿酸及减少尿酸盐结晶的沉积，在欧洲可用于治疗残疾的痛风石性痛风患者。目前在中国尚未上市。

3.联合治疗：如果单药治疗不能使血尿酸控制达标，则可以考虑联合治疗。即XOI与促尿酸排泄的药物联合，同时其他排尿酸药物也可以作为合理补充（在适应症下应用），如氯沙坦、非诺贝特等。氯沙坦、非诺贝特可以辅助降低痛风患者的尿酸水平。高血压患者伴血尿酸增高，选用氯沙坦抗高血压的同时，亦能降低血尿酸；另外，氯沙坦治疗合并血尿酸升高的慢性心功不全患者可使血尿酸下降。非诺贝特可作为治疗高甘油三酯血症伴高尿酸血症的首选。如果仍不能达标，还可以联合培戈洛酶。

4.降尿酸药应持续使用：研究证实持续降尿酸治疗比间断服用者更能有效控制痛风发作。共识建议在血尿酸达标后应持续使用，定期监测。

5.中药治疗：中药治疗痛风及高尿酸血症日益受到关注。据报告某些中药具有抗炎、镇痛、活血、消肿和降低血尿酸的作用，希望有设计严谨的循证医学证据予以证实。

附3：无症状高尿酸血症合并心血管疾病诊治建议专家共识

血尿酸水平升高与体内核酸代谢异常和肾脏排泄减少相关，正常情况下血液中尿酸盐饱和度为6.7mg/dl，国际上将高尿酸血症（Hyperuricemia，HUA）的诊断标准定义为血尿酸水平男>420μmol/l（7mg/dl），女>357μmol/l（6mg/dl），没有发作痛风的高尿酸血症称为无症状高尿酸血症。

高尿酸血症常与传统的代谢性心血管危险因素高血压、高脂血症、2型糖尿病、肥胖、胰岛素抵抗等伴发，因此长期以来高尿酸血症仅仅被认为是代谢异常的一种标记。近20年来10多个前瞻性大规模临床研究，约10万例以上的观察对象，采用多因素回归分析证实高尿酸血症是心血管疾病的独立危险因素，目前尚没有循证证据显示降低血尿酸可降低心血管事件风险，所以指南没有把高尿酸血症列为心血管疾病的独立危险因素。但鉴于高尿酸与血管、心脏、肾脏不良预后密切相关，降尿酸治疗有望成为一种心血管疾病防治的新途径。

2002年日本痛风核酸代谢协会在全球第一个提出，对无症状高尿酸血症应根据心血管危险因素或并存的心血管疾病给予分层治疗。我国存在着大量合并多种心血管危险因素或缺血性心脏病的无症状高尿酸血症患者，临床医生对无症状高尿酸血症如何处理观点不一致，无症状高尿酸血症是否有治疗的必要性，治疗标准如何确定，是目前有待解决的问题。为此，中国医师协会心血管内科医师分会组织相关领域专家就高尿酸血症和心血管疾病的关系以及治疗的必要性进行广泛讨论，最终达成无症状高尿酸血症合并心血管疾病诊治建议中国专家共识。

附3：无症状高尿酸血症合并心血管疾病诊治建议专家共识

一、高尿酸血症的流行病学

从欧美发达国家的流行病学数据看，高尿酸血症的患病率随着国家经济水平的提高而增加，与糖尿病、高血脂症有着相似的流行趋势，提示高尿酸血症与生活方式密切相关。我国的流行病学资料支持这一推论。20世纪80年代初期，方圻等调查显示中国男性高尿酸血症的患病率为1.4%，女性为1.3%。90年代中期以后调查显示男性高尿酸血症患病率为8.2%~19.8%，女性为5.1%~7.6%。10年间我国高尿酸血症患病率平均约增加了10倍。而且南方和沿海经济发达地区高尿酸血症的患病率较同期国内其他地区高，应该与该地区生活水平提高快，进食海产品和高蛋白、高胆固醇食物较多有关。

根据近年各地高尿酸血症患病率的报道，保守估计目前我国约有高尿酸血症者1.2亿，约占总人口的10%，高发年龄为中老年男性和绝经后女性，但近年来年轻化趋势加剧。

二、尿酸的代谢

尿酸是人体嘌呤代谢的产物。人体嘌呤来源有两种，内源性为自身合成或核酸降解（大约600mg/d），约占体内总尿酸量的80%；外源性为摄入嘌呤饮食（大约100mg/d），约占体内总尿酸量的20%。在正常状态，体内尿酸池为1200mg，每天产生尿酸约750mg，排出约800~1000mg，30%从肠道和胆道排泄，70%经肾脏排泄。肾脏是尿酸排泄的重要器官，如果肾肌酐清除率减少5%~25%，就可导致高尿酸血症。正常情况下，人体每天尿酸的产生和排泄基本上保持动态平衡，凡是影响血尿酸生成和（或）排泄的因素均可以导致血尿酸水平增加。

三、高尿酸血症的危险因素

高尿酸血症与年龄、性别、地区分布、种族、遗传和社会地位都有一定关系。随年龄增加、男性、一级亲属中有高尿酸血症史、静坐的生活方式和社会地位高的人群以及存在心血管危险因素和肾功能不全患者易发生高尿酸血症。

进食高嘌呤食物如肉类、海鲜、动物内脏、浓的肉汤等，饮酒（啤酒、白酒）以及剧烈体育锻炼均可使血尿酸增加。某些药物长时间应用可导致血尿酸增高，如噻嗪类利尿剂、复方降压片、吡嗪酰胺、硝苯地平、普萘洛尔等都阻止尿酸排泄。

四、高尿酸血症的诊断标准

1. 高尿酸血症的诊断标准：正常嘌呤饮食状态下，非同日两次空腹血尿酸水平男>420μmol/l（7mg/dl）或女>357μmol/l（6mg/dl）。

2. 高尿酸血症的分型诊断：分型诊断有助于发现高尿酸血症病因，给予针对性治疗。高尿酸血症患者低嘌呤饮食5天后，留取24小时尿检测尿尿酸水平。

（1）尿酸排泄不良型：尿酸排泄少于0.48mg/kg/h，尿酸清除率（Cua，尿尿酸×每分钟尿量/血尿酸）<6.2ml/min。

（2）尿酸生成过多型：尿酸排泄大于0.51mg/kg/h，尿酸清除率≥6.2ml/min。

（3）混合型：尿酸排泄超过0.51mg/kg/h，尿酸清除率<6.2ml/min。

考虑到肾功能对尿酸排泄的影响，以肌酐清除率（Ccr）校正，根据Cua/Ccr比值对高尿酸血症分型如下：>10%为尿酸生成过多型，<5%为尿酸排泄不良型，5~10%之间为混合型。

五、高尿酸血症与心血管疾病因果关系的流行病学

（一）高尿酸血症与心血管危险因素

1.高尿酸血症与高血压

1879年MOHAMED首次提出血尿酸参与高血压的发生发展，1889年

附3：无症状高尿酸血症合并心血管疾病诊治建议专家共识

Haig提出低嘌呤饮食可作为预防高血压的手段。1990年后多个心血管流行病学研究一致证实血尿酸是高血压发病的独立危险因素，血尿酸水平每增加59.5μmol/l，高血压发病相对危险增加25%。

临床研究发现，原发性高血压患者90%合并高尿酸血症，而继发性高血压患者只有30%合并高尿酸血症，提示高尿酸血症与原发性高血压有因果关系。一项经典的动物试验证实高尿酸与高血压的因果关系，该研究通过诱导剂使大鼠血尿酸水平在7周内升高1.6mg/dl，收缩压随之平均增加2.2mmHg。但如果同时给予降低血尿酸药物如别嘌呤醇或丙磺舒，血尿酸正常，则血压不再升高，提示高尿酸与血压升高相关。

2.高尿酸血症与糖尿病

长期高尿酸血症可破坏胰腺β细胞功能而诱发糖尿病。两项研究提示长期高尿酸血症与糖耐量异常和糖尿病发病具有因果关系。来自韩国和日本的两项前瞻性临床研究共入选2951例中年高尿酸血症患者，随访六七年，发现基线血尿酸水平>398μmo/L者，远期糖耐量异常和2型糖尿病的发病危险比<280μmo/L者增加78%。

3.高尿酸血症与高甘油三酯血症

国内外的流行病学资料一致显示血尿酸和甘油三酯之间有相关性。关于尿酸和甘油三酯关系的前瞻性队列研究目前只有一项，该研究随访8年，发现基础甘油三酯是未来高尿酸血症独立预测因素。

动物试验观察到，人工形成高尿酸血症鼠血甘油三酯水平明显高于血尿酸正常鼠，提示尿酸对血甘油三酯代谢有一定影响，但尿酸和甘油三酯之间相互影响的机制以及尿酸和甘油三酯之间的因果关系目前并不十分明确。

4.高尿酸血症与代谢综合征

代谢综合征的病理生理基础是高胰岛素血症和胰岛素抵抗。胰岛素抵抗使糖酵解过程以及游离脂肪酸代谢过程中血尿酸生成增加，同时通过增加肾脏对尿酸的重吸收，直接导致高尿酸血症。代谢综合征患者中70%同时合并高尿酸血症，因此代谢综合征之父Reaven教授提出将高尿酸血症纳入代谢综合征。

高尿酸血症常与代谢综合征各项指标伴发，如高尿酸血症患者中约80%合并高血压，50%~70%合并超重或肥胖，67%以上合并高脂血症。我国一项1600人的横断面调查显示，在我国代谢性危险因素人群中高尿酸血症的患病率男性和女性分别为20.58%和30.55%。高尿酸血症合并3种以上代谢性危险因素（肥胖、高血压、高胆固醇血症、高甘油三酯血症、低高密度脂蛋白血症）的比例男性和女性分别高达76.92%和67.64%。

（二）高尿酸血症与心血管疾病

1. 高尿酸血症与冠心病

（1）尿酸是冠心病死亡独立危险因素

芝加哥心脏研究、美国第一次全国健康与营养调查（NHANES研究）和MONICA研究，校正传统心血管危险因素和利尿剂使用后发现，无论性别，尿酸是普通人群全因死亡和冠心病死亡的独立危险因素。血尿酸每升高59.5μmol/L（1mg/dl），死亡危险性男性增加48%，女性增加126%。血尿酸>357μmol/L（6mg/dl）是冠心病的独立危险因素，血尿酸>416.5μmol/L（7mg/dl）是脑卒中的独立危险因素。对于已确诊冠心病患者，Bickel等发现血尿酸>7.5mg/dl（433μmol/L）人群的死亡率是血尿酸<5mg/dl（303μmol/L）人群的5倍，多因素分析证实血尿酸是冠心病人群全因死亡和冠心病死亡的独立危险因素。

（2）尿酸是心血管事件的独立危险因素

4项大规模前瞻性临床研究：MRFIT研究、PIUMA研究、Rotterdam队列研究和美国worksite研究，均显示血尿酸水平是急性心肌梗死、脑卒中和所有心血管事件的独立危险因素，血尿酸升高86μmol/L预测心血管事件的能力高于总胆固醇升高1.078μmol/L，血压升高21.3mmHg。但MONICA研究认为血尿酸并不能预测急性心肌梗死和心绞痛发病。

最近我国台湾Wen-Harn Pan等对41879例男性和48514例女性随访8年，结果显示血尿酸同样是我国普通人群、低危和高危人群全因死亡、总心血管事件和缺血性脑中风的独立危险因素。

血尿酸是否可作为心血管事件的独立危险因素，以及血尿酸对心血管事件的影响是否有性别差异，值得进一步探讨。

2.高尿酸血症与肾脏损害

尿酸与肾脏疾病关系密切。除尿酸结晶沉积导致肾小动脉和慢性间质炎症使肾损害加重外，许多流行病学调查和动物研究显示，尿酸可直接使肾小球入球小动脉发生微血管病变，导致慢性肾脏疾病。

日本两项大规模前瞻性研究证实尿酸与肾脏病变发生发展相关。发现血尿酸>8.5mg/dl（476μmol/L）者肾衰竭风险较尿酸在5.0~6.4mg/dl（298μmol/l–381μmol/L）者增加8倍。血尿酸男性≥7.0mg/dl（420μmol/L），女性≥6.0mg/dl（357μmol/L）终末期肾病的发生危险分别增加4倍和9倍。

最近两项大规模前瞻性长期随访研究进一步证实，血尿酸每升高1mg/dl，肾脏病风险增加71%，肾功能恶化风险增加14%。与血尿酸正常人群相比，血尿酸在7.0~8.9mg/dl人群新发肾脏疾病的危险增加2倍，≥9mg/dl人群新发肾脏疾病风险增加3倍。

一项小规模随机对照临床研究探讨降尿酸治疗对延缓肾脏病变的作用，应用别嘌呤醇100~300mg/d一年，与未用药组比较，血肌酐增长率降低50%。间接提示高尿酸血症与肾功能损害进展有关。

3.高尿酸血症与心力衰竭

目前有两项前瞻性研究显示高尿酸血症可作为急慢性心力衰竭死亡的独立预测指标，但是否可作为一项直接指标，抑或只是间接指标，目前尚不清楚。

综上所述，高尿酸血症与下列心血管危险因素、靶器官亚临床损害及临床疾病相关：

表4 与高尿酸血症相关的心血管危险因素、靶器官亚临床损害及临床疾病

危险因素	亚临床靶器官损害	糖尿病	CV或肾脏疾病
·SBP和DBP水平 ·年龄 ·血脂紊乱（TC>5.0mM） LDL-C>30mmol/L HDL-C男>10mmol/L 女<1.2nmol/L TG>1.7nmol/L ·FPG5.6~6.9nmol/L ·GT ·家族史 ·腹型肥胖（腹围：男>102cm；女>88cm） ·应用利尿剂	·LVH ·颈动脉壁增厚（MT>0.9nm或粥样硬化斑块） ·血清肌酐轻微升高（男115~133nmol/L；女107~124nmol/L） ·微量白蛋白尿（30~300mg/24h）白蛋白/肌酐比值 男≥22mg/g 女≥31mg/g ·GFR<60ml/(min·1.73m^2)或Ccr（<60ml/min）下降	·空腹血浆葡萄糖≥7.0nmol/L ·餐后血浆葡萄糖≥11.1nmol/L	·脑血管疾病：缺血性脑卒中，脑出血 ·心血管疾病：心肌梗死，心绞痛，心力衰竭，慢性心功能不全，冠心病 ·肾脏病变：痛风性肾病，糖尿病性肾病，肾损害（肌酐升高男>133mmol/L，女>124mmol/L），蛋白尿>300mg/24h，肾结石

SBP、DBP分别代表血压中的收缩压和舒张压

TC：总胆固醇　LDL-C：低密度脂蛋白胆固醇　HDL-C：高密度脂蛋白胆固醇

FPG：空腹血糖

LVH：左心室肥大　GFR：肾小球滤过率。

六、无症状高尿酸血症药物治疗相关临床研究

目前对无症状高尿酸血症合并多种心血管危险因素或心血管疾病时是否给予降尿酸治疗，还没有一致意见。降尿酸治疗能否成为一个降低心血管终点事件的有效措施还缺乏高质量循证证据，目前有限的研究如下。

LIFE研究和GREACE研究间接提示了药物降低血UA水平对心血管终

点事件的影响。但LIFE和GREACE研究都不是专门评价降低血UA水平对心血管疾病预后影响的研究。

一项别嘌呤醇干预随机对照研究，入选169例冠状动脉旁路移植术患者，探讨术前接受别嘌呤醇治疗对手术预后的影响，结果显示，与未应用别嘌呤醇比较，别嘌呤醇组术后心脏功能改善、死亡率降低，但非致命性并发症增加。

Kanby等入选48例肾功能正常的高尿酸血症患者和21例尿酸正常者，高尿酸血症者给予别嘌呤醇300mg/d 3个月，结果显示血压、血尿酸和肌酐清除率在应用别嘌呤醇组明显改善。

一项随机双盲安慰剂对照交叉研究，入选30例新诊断的I级高血压合并轻度高尿酸血症的青少年患者，交叉给予别嘌呤醇和安慰剂400mg/d四周，结果显示别嘌呤醇治疗与安慰剂比较可明显降低血压（收缩压6.3 vs 0.8mmHg，舒张压4.6 vs 0.3mmHg），接受别嘌呤醇治疗的患者2/3血压恢复正常。

降尿酸药物是否可作为一种新的降压药物用于临床，还需大规模临床研究证实，是否适用于长期高血压合并高尿酸血症患者仍需要进一步探讨。对于长期高尿酸血症，血管壁已经发生动脉硬化并形成高血压，此时的高血压已成非尿酸依赖性，即使应用降尿酸药物，也不会产生明显的降压作用。因此，高尿酸血症应早期发现早期干预。

七、无症状高尿酸血症的治疗建议

1.改善生活方式。2006年欧洲抗风湿联盟（EULAR）关于痛风防治建议中，强调生活方式改变是治疗高尿酸血症的核心，包括健康饮食、戒烟、坚持运动和控制体重。

健康饮食。已有痛风、高尿酸血症、有代谢性心血管危险因素及中老年人群，饮食应以低嘌呤食物为主（表5），严格控制肉类、海鲜和动物内脏等丙类食物的摄入，中等量减少乙类食物摄入，进食以甲类食物为主。

表5　100g食物中嘌呤的含量

甲类 0~15mg	乙类 50~150mg	丙类 150~1000mg
除乙类以外的各种谷类、除乙类以外的各种蔬菜、糖类、果汁类、乳类、蛋类、乳酪、茶、咖啡、巧克力、干果、红酒	肉类、熏火腿、肉汁、鱼类、贝壳类、麦片、面包、粗粮、芦笋、菜花、菠菜、蘑菇、四季豆、青豆、豌豆、菜豆、黄豆类、豆腐	动物内脏、浓肉汁、凤尾鱼、沙丁鱼、啤酒

2.积极治疗与血尿酸升高相关的代谢性危险因素

2006年欧洲抗风湿联盟（EULAR）关于痛风防治建议中强调，积极控制与高尿酸血症相关的心血管危险因素如高血脂症、高血压、高血糖、肥胖和吸烟，应作为高尿酸血症治疗的重要组成部分。

3.高尿酸血症患者避免应用使血尿酸升高的药物：如利尿剂（尤其噻嗪类）、糖皮质激素、胰岛素、环孢菌素、他克莫司、尼古丁、吡嗪酰胺、烟酸等。对于需服用利尿剂且合并高尿酸血症的患者，避免应用噻嗪类利尿剂，同时碱化尿液、多饮水，保持每日尿量在2000ml以上。对于高血压合并高尿酸血症患者，首选噻嗪类利尿剂以外的降压药物。

4.降低血尿酸的药物

4.1增加尿酸排泄的药物

4.1.1抑制肾脏对尿酸的主动再吸收

包括苯溴马隆（立加利仙）、丙磺舒、磺吡酮等，丙磺舒、磺吡酮只能用于肾功能正常的高尿酸血症患者，苯溴马隆可用于Ccr>20ml/min的肾功能不全患者。

代表药物为苯溴马隆（立加利仙）。

用法：成人起始剂量50mg（1片）每日一次，1~3周后根据血尿酸水平调整剂量至50或100mg/d，早餐后服用。有肾功能不全时（Ccr<60ml/min）推荐剂量为50mg/日一次。

附3：无症状高尿酸血症合并心血管疾病诊治建议专家共识

注意事项：

a.应用时须碱化尿液，尤其已有肾功能不全，注意定期监测清晨第一次尿pH值，将尿pH维持在6.2~6.9之间。同时保证每日饮水量1500ml以上。

b.注意监测肝肾功能。

c.该类药物由于促进尿酸排泄，可能引起尿酸盐晶体在尿路沉积，有尿酸结石的患者属于相对禁忌证。

疗效：通常情况下服用苯溴马隆6~8天血尿酸值达到357μmol/L（6mg/dl）左右，坚持服用可维持体内血尿酸水平正常。

苯溴马隆不干扰体内核酸代谢和蛋白质合成，长期服用对血细胞没有影响。

4.1.2 碱化尿液

碳酸氢钠有碱化尿液、增加尿酸排出和降低血尿酸的作用。可用碳酸氢钠3~6g/d，分3次口服，将尿pH维持在6.2~6.9范围最为合适，有利于尿酸盐结晶溶解和从尿液排出，尿pH超过7.0易形成草酸钙及其他类结石的形成。

4.2 抑制尿酸合成

代表药物为别嘌呤醇。

用法：成人初始剂量一次50mg，一日1~2次，每周可递增50~100mg，至一日200~300mg，分2~3次服，一日最大量不得大于600mg。每2周测血尿酸水平，如已达正常水平，则不再增量，如仍高可再递增剂量，至血尿酸恢复到357μmol/L（6mg/dl）以下，后逐渐减量，用最小有效量维持较长时间。肾功能下降时达到能耐受的最低有效剂量即可，如Ccr<60ml/min，别嘌呤醇推荐剂量为50mg~100mg/日，Ccr<15ml/min禁用。儿童治疗继发性高尿酸血症常用量：6岁以内每次50mg，一日1~3次；6~10岁，一次100mg，一日1~3次。剂量可酌情调整。同样需要多饮水，碱化尿液。

注意事项：别嘌呤醇常见的不良反应为过敏，轻度过敏者（如皮疹）可以采用脱敏治疗，重度过敏者（迟发性血管炎，剥脱性皮炎）常致死，禁用。肾功能不全增加重度过敏的发生危险，应用时应注意监测。服用期间定期查肝肾功能、血常规，肝肾功能和血细胞进行性下降停用。严重肝功能不全和明显血细胞低下者禁用。

5. 2006年欧洲抗风湿联盟关于痛风防治建议中指出，高尿酸血症患者如发作痛风，应积极给予抗炎镇痛药物治疗，但不需停用原用降尿酸药物。

综上所述，《心血管疾病合并高尿酸血症诊治建议中国专家共识》对无症状高尿酸血症患者提出治疗建议如下：

1.高尿酸血症治疗目标值：血尿酸<357μmol/L（6mg/dl）。

2.体检时常规进行血尿酸检测，尽早发现无症状高尿酸血症。

3.所有无症状高尿酸血症患者均需进行治疗性生活方式改变；尽可能避免应用使血尿酸升高的药物。

4.无症状高尿酸血症合并心血管危险因素或心血管疾病时（包括高血压、糖耐量异常或糖尿病、高脂血症、冠心病、脑卒中、心力衰竭或肾功能异常），血尿酸值>8mg/dl给予药物治疗；无心血管危险因素或心血管疾病的高尿酸血症，血尿酸值>9mg/dl给予药物治疗。

5.积极控制无症状高尿酸血症患者并存的心血管危险因素。

生活指导包括生活方式改变和危险因素控制。心血管危险因素和心血管疾病包括：高血压、糖耐量异常或糖尿病、高脂血症、冠心病、脑卒中、心力衰竭、肾功能异常。

附3：无症状高尿酸血症合并心血管疾病诊治建议专家共识

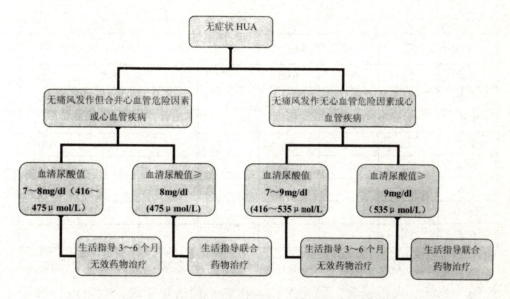

图3 无症状高尿酸血症合并心血管疾病治疗流程图

常见食物嘌呤含量表

嘌呤含量等级：

■超过150毫克／百克，不宜选用

■50~150毫克／百克，急性期不宜选用

■小于50毫克／百克，适宜选用

（每100克食物嘌呤含量）嘌呤单位：（毫克/100克）

谷薯类及制品		豆类及豆制品		蛋、奶类		水果类	
白米	18.1	豆芽菜	14.6	皮蛋白	2	哈密瓜	4
糙米	22.4	绿豆	75.1	鸡蛋黄	2.6	柠檬	3.4
糯米	17.7	红豆	53.2	鸭蛋黄	3.2	橙子	3
米糠	54.0	豌豆	75.7	鸭蛋白	3.4	橘子	3
小米	7.3	杂豆	57.0	鸡蛋白	3.7	桃子	1.4
小麦	12.1	黄豆	116.5	皮蛋黄	6.6	杨桃	1.3
面粉	17.1	豆干	66.5	奶粉	15.7	枇杷	1.3
面条	19.8	黑豆	137.4			西瓜	1.9

续表

谷薯类及制品		豆类及豆制品		蛋、奶类		水果类	
高粱	9.7	熏干	63.6			鸭梨	1.1
玉米	9.4					葡萄	0.9
米粉	11.1					凤梨	0.9
麦片	24.4					石榴	0.8
甘薯	2.4						
芋头	10.4						
马铃薯	3.6						
荸荠	2.6						

多饮水，多吃蔬菜，少喝汤。痛风患者要多喝白开水，少喝肉汤、鱼汤、鸡汤、火锅汤等。因为多饮水也是一种治疗手段，它可以稀释尿酸，加速排泄，使尿酸水平下降。饮水要饮白开水，因为白开水的渗透压最有利于溶解体内各种有害物质。多吃菜，有利于减少嘌呤摄入量，增加维生素C和纤维素。汤中含有大量嘌呤成分，饮后不但不能稀释尿酸，反而因肉食中核蛋白含量高，导致尿酸增高。痛风患者可以吃煮过的肉而不喝汤，因汤中可能已经溶入了50%的嘌呤。

肉、水产类		蔬菜类		硬果、干果类		其他	
蚌蛤	436.3	菜豆	29.7	花生	96.3	香菇	214.5
白带鱼	391.6	蘑菇	28.4	白芝麻	89.5	银耳	98.9
鸭肝	301.5	韭菜	25.0	腰果	80.5	酱油	25
鸡肝	293.5	菜花	24.9	黑芝麻	57.0	西红柿酱	3.0
猪大肠	262.2	雪里蕻	24.4	莲子	40.9	蜂蜜	1.2
牡蛎	239.0	芫荽	20.2	栗子	34.6		
白鲳鱼	238.1	芥兰菜	18.5	杏仁	31.7		
鲢鱼	202.4	空心菜	17.5	瓜子	24.2		
乌鱼	183.2	蒿子杆	16.3	龙眼干	8.6		
猪肝	169.5	小黄瓜	14.6	黑枣	8.3		
牛肝	169.5	茄子	14.3	红枣	6.0		
鲨鱼	166.8	菠菜	13.3	葡萄干	5.4		
海鳗	159.5	大葱	13.0				

续表

肉、水产类		蔬菜类		硬果、干果类		其他	
鸭心	146.9	白菜	12.6				
草鱼	140.3	包菜	12.4				
猪肺	138.7	芥菜	12.4				
虾	137.7	芹菜	12.4				
鸡胸肉	137.4	丝瓜	11.4				
鲤鱼	137.1	苦瓜	11.3				
猪肾	132.6	榨菜	10.2				
猪肚	132.4	胡萝卜	8.9				
鸡心	125.0	苋菜	8.7				
瘦猪肉	122.5	青椒	8.7				
鸭肠	121.0	盐酸菜	8.6				
羊肉	111.5	萝卜	7.5				
兔肉	107.6	葫芦	7.2				
鳝鱼	92.8	姜	5.3				
乌贼	89.8	洋葱	3.5				
牛肉	83.7	冬瓜	2.8				
螃蟹	81.6						
牛肚	79.0						
猪脑	66.3						
鱼丸	63.2						
猪皮	29.8						
猪血	11.8						
海蜇皮	9.3						
海参	4.2						

新版《常见食物嘌呤含量表》

每百克食物嘌呤含量表数据有多个来源，参考了国内外多部专著进行互相补充，但仍不完善，在参阅不同的书时，也发现不同国家、地区和不同时期有关食物嘌呤含量的数据不尽一致，有的出入还相当大。这主要由于不同地区、不同时期其测定的方法、条件不同，选择的食物的品种、产地、成熟程度、水分含量也不同，这些因素都会影响食物中的嘌呤含量。

事实上，目前还是十分困难获得详尽的有关所有食物嘌呤的精确含量及其对尿酸的影响，但即使是有限的数据，如能合理应用仍具一定的参考价值。

\multicolumn{6}{c}{每100克食物含嘌呤30mg以下的常见食物}				
鸡蛋	0.4	青椒	8.7	豆芽菜	14.6
葡萄	0.5	蒜头	8.7	黄瓜	14.6
苹果	0.9	木耳	8.8	奶粉	15.7
冬瓜	2.8	海蜇皮	9.3	牛奶	1.4
蜂蜜	3.2	萝卜干	11	大米	18.1
洋葱	3.5	苦瓜	11.3	芫荽	20.2
海参	4.2	丝瓜	11.4	草莓	21
西红柿	4.3	猪血	11.8	苋菜	23.5
小米	6.1	芥菜	12.4	麦片	24.4
姜	5.3	卷心菜	12.4	雪里蕻	24.4
马铃薯	5.6	葱	13	花菜	24.9
干酪及酸奶酪	7	菠菜	23	韭菜	25
葫芦	7.2	啤酒	14	蘑菇	28.4
白萝卜	7.5	啤酒（无酒精）	3	四季豆	29.7
胡瓜	8.2	辣椒	14.2	猪皮	29.8
核桃	8.4	红樱桃	17	栗子	16.4
榨菜	10.2	空心菜	17.5	红枣	6
胡萝卜	5	扁豆	18		
芹菜	8.7	茄子	4.2		
\multicolumn{6}{c}{每100克食物含嘌呤30~75mg的常见食物}				
枸杞子	31.7	黑麦等制成的薄脆饼干	60	黑芝麻	57
花生	32.6	火腿（北京）	55	金针菇	60.9
李干	64	豆腐	55.5	绿豆	75
无花果	64	豆浆	27.7	蒜	38.2
干酪	32	豆干	66.6	笋干	53.6
小龙虾	60	海藻	44.2	茼蒿	33.4
鱼丸	63.2	贝壳类（未确定具体）	72	芦笋	23
\multicolumn{6}{c}{每100克食物含嘌呤30~75mg的常见食物}				

附3：无症状高尿酸血症合并心血管疾病诊治建议专家共识

续表

杏仁	37				

每100克食物含嘌呤75~150mg的常见食物					
豌豆	75.5	虾	137.1	海带	96
花生	79	鹅肉	165	大麦（全谷物）	94
椰菜	81	燕麦（全谷物）	94	猪骨	132.6
黑豆	137	虾蟹	81.8	猪心	127
银耳	75.7	蚬子	114	猪肾	132
葡萄干	107	鳕鱼	109	猪大肠	101
鲍鱼	112.4	鱼翅	110.6	鸽子	80
草鱼	140	鱼子酱	144	鸡腿肉	140
鲫鱼	140.2	乌贼	89.9	鸡胸肉	137
吞拿鱼	142	小羊肝	147	牛排（烤）	125
大比目鱼	125	猪后腿肉	160	牛肉	87
蛤（生）	136	腰果	80.5	牛生排	106
黑鲳	140.6	鸡心	125	牛胸肉	120
红鲤	140.3	小牛脑	92	兔肉	107
鲤鱼	137	牛肚	79.8	兔野兔	105
龙虾	118	牛肉	83.7	羊肉	111.5
鳗鱼	113	猪舌	136	猪颈肉	150
牡蛎	107	兔肉	107.5	烤猪排	150
秋刀鱼	134.9	鸭肠	121	猪排骨	145
鲑鱼（罐装）	88	鸭心	146	猪瘦肉	122.5
鳝鱼	92.8	鸭肉	138	猪脑	83
猪肚	132.4	羊肉	111.5		
干葵花籽	143	紫菜	274		

每100克食物含嘌呤150~300mg的常见食物					
黄豆	166.5	鲨鱼	166	小牛肾	218
香菇	214	虱目鱼	180	公牛心	256
海鳗	159.5	蛙鱼	297	牛心	171
白鲳鱼	238	小虾	234	羊心	241
白鲫鱼	238.1	公牛舌	160	猪肝	229.1
草虾	162.2	鹿肉	105~138	猪脾	270.6

每100克食物含嘌呤150~300mg的常见食物					
鲢鱼	202	马肉	200	猪小肠	262.1
牡蛎	239	鸡肠	162.6	猪腿肉	160
鲭鱼（罐装）	246	鸡肝	293	牛脑	162
鲭鱼（生）	194	牛肝	169.5	牛肾	213
鲑鱼（生）	250	公牛肾	269		

每100克食物含嘌呤300~600mg的常见食物					
鸭肝	301.5	扁鱼干	366	公牛脾	444
蛤蜊	316	青鱼（鲱）	378	小牛肝	460
凤尾鱼（罐装）	321	干贝	390	猪脾	516
猪肾	334	白带鱼	391.6	猪心	530
小牛脾	343	沙丁鱼（罐装）	399	公牛肝	554
沙丁鱼（生）	345	公牛肺	399	浓肉汁	160~400
皮刀鱼	355	猪肺	434	酵母粉	589
凤尾鱼	363	蚌蛤	439		

每100克食物含嘌呤600mg以上的常见食物					
羊脾	773	小牛颈肉	1260	白带鱼皮	3509
鲱鱼属小鱼（熏）	840	小鱼干	1538		